药YAO，

NI CHI DUI LE MA?

你吃对了吗？

合 理 用 药　　药 师 先 行

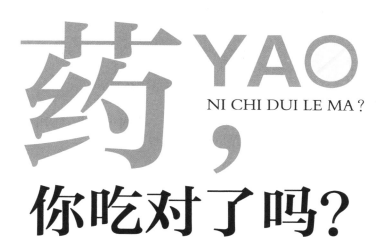

周小明　宁金堂　主编
王维波　吴一波

U0261085

山东科学技术出版社

·济南·

图书在版编目（CIP）数据

药，你吃对了吗？ / 周小明等主编 . -- 济南：山东科学技术出版社，2023.12
ISBN 978-7-5723-1852-8

Ⅰ.①药… Ⅱ.①周… Ⅲ.①用药法 – 普及读物 Ⅳ.① R452-49

中国国家版本馆 CIP 数据核字 (2023) 第 221357 号

药，你吃对了吗？
YAO, NI CHI DUI LE MA?

责任编辑：崔丽君　夏元枢
装帧设计：孙　佳

主管单位：山东出版传媒股份有限公司
出 版 者：山东科学技术出版社
　　　　　地址：济南市市中区舜耕路 517 号
　　　　　邮编：250003　电话：（0531）82098088
　　　　　网址：www.lkj.com.cn
　　　　　电子邮件：sdkj@sdcbcm.com
发 行 者：山东科学技术出版社
　　　　　地址：济南市市中区舜耕路 517 号
　　　　　邮编：250003　电话：（0531）82098067
印 刷 者：济南乾丰云印刷科技有限公司
　　　　　地址：济南市历城区孙村街道春深路 688 号
　　　　　邮编：250104　电话：（0531）88907287

规格：16 开（170 mm×240 mm）
印张：16.25　　字数：257 千　　印数：1~2 000
版次：2023 年 12 月第 1 版　印次：2023 年 12 月第 1 次印刷
定价：48.00 元

主　编　周小明（东营市人民医院）

宁金堂（东营市人民医院）

王维波（东营市人民医院）

吴一波（北京大学）

副主编　师春焕（东营市人民医院）

白陆函（东营市人民医院）

李　宁（东营市人民医院）

王淑廷（东营市人民医院）

张　青（东营市人民医院）

陈晓源（东营市人民医院）

编　委　（以姓氏笔画为序）

王继美　王淑廷　王维波　白陆函　宁金堂

师春焕　李　宁　吴一波　张　青　陈晓源

周小明　徐鹏亮　郭道利　董冉冉

前　言

　　药物是一把"双刃剑"，既可以治病，也可以"致病"。合理用药是提高药物疗效、使人民群众获得优质医疗服务的必要条件。

　　《药，你吃对了吗？》一书由东营市人民医院药学团队根据多年的工作经验，针对广大百姓关心的家庭用药及慢性病用药等问题，总结相关用药科普知识编写而成。全书主要分为四个部分，其中"服药方法有讲究"部分，讲解了阅读说明书、品种与剂型、用药注意事项与技巧、药品购买与保存的科普知识；"对症用药是关键"部分，讲解了儿童生病用药、"三高"用药、常见疾病用药的知识；"不良反应要知晓"部分，主要讲解药物不良反应及相互作用的知识；"预防保健有诀窍"部分，对养生保健、疾病预防等内容进行了说明。本书内容涉及生活中常见的用药问题，部分作品发表在了"学习强国"学习平台、科普中国等互联网平台，能够满足不同人群安全、合理用药的需求。

　　合理用药，至关重要。本书旨在为广大人民群众安全用药保驾护航，内容实用易读，希望能提升居民合理用药水平，降低用药错误风险，保障用药安全。

周小明

2023 年 11 月

目 录

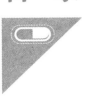

服药方法有讲究

用药先看说明书 ·················2

药学揭秘：药物是如何帮助我们恢复健康的 ······2

什么是合理用药? ·················4

解读药品说明书 ···············7

为什么有的药盒写着 OTC? ···············10

医嘱 PK 药品说明书，不一样的时候到底

应该听谁的? ···············11

不同品种与剂型 ···············13

不同剂型的药品有不同的用药方法 ··········13

三则实例讲明药物品种、剂型、剂量不能分享

···············16

硝苯地平控释片服用后随粪便排出，白吃了?

···············19

压力定量吸入器该怎么使用? ···································· 21

注意事项与技巧 ······································ 23

吃了药没效果? 原来是自己没做好 ·············· 23

服药时间有讲究 ······························· 25

服药如何喝水有讲究, 你做对了吗? ·············· 28

哪些药物不宜热水送服? ······················· 30

吃药不能喝茶? 分情况! ······················· 31

吃药能用蜂蜜水送服吗? ······················· 33

睡前服药有什么讲究? ·························· 35

胃药服用时间太随意, 容易没效果 ·············· 37

药品购买与保存 ······································ 39

在医院开的药吃完了, 能去药店买吗? ·········· 39

分清网络购药的利弊 ························· 41

白菜价的集采药品, 质量有保障吗? ·············· 43

仿制药是"山寨药"? 大错特错 ················ 45

您的药放对位置了吗? ························· 47

药品有效期知多少 ····························· 50

对症用药是关键

孩子生病不要慌 ······································ 54

儿童用药禁忌多, 这份儿童用药指南请收好

······························· 54

儿童应用抗菌药物注意事项 54   56

孩子发烧了, 选布洛芬还是对乙酰氨基酚?

······························· 59

儿童糖尿病 …………………… 61

新生儿黄疸 …………………… 63

日常小病莫粗心 ……………………………… 65

解热镇痛药你用对了吗? ……………… 65

感冒发烧需要服用抗菌药物吗? ……… 67

抗菌药物常见三大误区 ………………… 69

咳嗽太难受了，要不要吃止咳药呢? … 71

川贝枇杷膏该怎么用? ………………… 73

反酸、烧心的人需注意什么? ………… 75

得了便秘怎么办? ……………………… 77

腹泻了怎么办? ………………………… 80

蒙脱石该如何正确使用? ……………… 82

失眠药物怎么用? ……………………… 84

"口腔溃疡"到底是个什么病? 怎么治? …… 87

"烂嘴角"了就抹红霉素? ……………… 89

"三高"人群要注意 ………………………… 91

血压管理那些事儿 ……………………… 91

高血压常见误区，勿踩雷! …………… 93

天气暖和了，降压药可以减量或者停用吗?

……………………………………… 96

服用这两种降压药，这些事儿您应该知道

……………………………………… 98

利尿剂怎么用? ………………………… 100

美托洛尔知多少 ………………………… 102

好好的降压药，怎么就成违禁药物了呢? …… 105

血糖管理那些事儿 ……………………… 107

糖友用药十大误区，你中招了吗? …… 109

我的名字是胰岛素 ·············· 112

二甲双胍，我该怎么用？ ·············· 114

心血管疾病患者怎么选择降糖药物？ ·········· 116

血脂管理那些事儿 ·············· 119

如何正确使用洛伐他汀？ ·············· 121

常见疾病与药品 ·················· 123

硝酸甘油怎么用？ ·············· 123

家庭常备药甲硝唑该如何正确使用？ ·········· 125

哌甲酯是"聪明药"？考试前这样做才可靠！

·············· 127

一文带你了解幽门螺杆菌感染 ········ 129

抗过敏药物，您需知道的那些事儿 ········· 131

使用抗抑郁药须知的事儿 ··········· 133

"重量级人物"如何合理使用减肥药？ ······· 135

痛风知多少 ·············· 137

一文了解类风湿性关节炎 ········· 140

骨关节炎，用硫酸氨糖好还是盐酸氨糖好？

·············· 143

带状疱疹不得不说的痛 ········ 145

阿仑膦酸钠，一种特别讲究"服药方法"的药物

·············· 148

慢性阻塞性肺疾病知多少 ········· 151

关于下肢深静脉血栓，您是否也有这些疑问？

·············· 153

服用华法林有何讲究？ ·········· 156

"伤胃"的阿司匹林到底应该如何吃？ ······ 159

奥希替尼知多少 ·········· 161

我的右侧甲状腺切除了，大夫却开左甲状腺素钠？
　　　　　　　　　　　　　　　　　　　　 163

不良反应要知晓

毒副作用须当心 ……………………………… 168

小心药物不良反应：了解和预防药物带来的副作用

　　　　　　　　　　　　　　　　　　　　 168

说明书上副作用那么多，还让不让人安心吃药了！

　　　　　　　　　　　　　　　　　　　　 170

药品别滥用 ……………………… 172

药物过敏知多少 ………………… 174

服药怕晒太阳，药物光敏反应您知道吗？ …… 176

地平类降压药物导致的水肿怎么办？ ………… 179

他汀不耐受你了解多少？ ……………… 181

应用紫杉类药物致腿部疼痛怎么办？ ………… 184

相互作用应牢记 ………………………… 186

食物与药物的相互作用，您了解吗？ ………… 186

为什么说"吃药不喝酒"？ ……………… 188

头孢就酒，真的说走就走？ ……………… 191

吸烟对十类常见药物的影响 ……………… 193

葡萄柚汁虽好喝，但不可与这些药物同服 … 195

除了西柚，还有哪些与药"较劲"的水果？ … 197

吃颗蚕豆就要命？蚕豆病患者这些食物和药品

　　不能碰！ ……………………… 199

二甲双胍＋酸奶，中不中？ ……………… 202

服用异烟肼的结核病人，吃鱼有讲究 ……… 204

预防保健有诀窍

正确认识保健品 ·················· 208

药师提醒：保健食品不是药品 ······· 208

如何科学看待保健品？ ·············· 210

"慢性病告别终身服药"是骗局吗？ ····· 212

保健品增强抵抗力？吃多了更易出问题！ ····· 214

平时吃着很多药，还能再吃保健品吗？ ····· 216

鱼油还是鱼肝油，怎么选才正确？ ·········· 217

疾病预防要科学 ·················· 219

普通人是否需要提前服用抗病毒药物预防流感？

·················· 219

流感疫苗那些事儿 ·················· 221

骨关节炎的预防与药物治疗 ·········· 223

腰椎间盘突出了怎么办？ ············ 225

预防骨质疏松，不可不知的几个误区 ········ 227

养生保健有妙招 ·················· 229

孩子缺铁，药师支招 ················ 229

骨头汤、虾皮补钙，到底好不好使？ ········· 231

维生素 D 的重要性 ················· 232

喝酸奶补益生菌？你喝的可能是它们的"尸体"

·················· 235

换季肠胃最先不舒服，该怎么办？ ·········· 237

记性衰退？这几种食物"最补脑" ········· 239

运动后水分补充有窍门 ·············· 241

预防癌症，从细节做起 ·············· 243

服药方法有讲究

药学揭秘：药物是如何帮助我们恢复健康的

我们生活在一个充满疾病的世界中，从感冒、发烧到癌症、心脏病，都会影响我们的身体健康。那么，当我们生病时，医生是如何治疗的呢？其中一个重要的方法就是使用药物。

药物就像"小小的魔法师"，它们有着神奇的力量，今天我们来探索一下药学的奥秘，看看药物是如何帮助我们恢复健康的。

药物是由不同的化学物质组成的。这些化学物质可能来自植物、动物、矿物，也可能是人工合成的。不同的药物有不同的成分，正是其中的有效成分让药物能够治疗疾病。比如大蒜可以杀菌、板蓝根可以缓解感冒症状等。

当药物进入我们的体内，有些药物会与我们体内的某些物质相互作用，改变它们的活性。这些物质可能是致病因素，也可能参与着体内生理功能的调节。例如，当我们感染细菌时，医生会给我们开一些抗生素。抗生素会与细菌相互作用，阻止细菌进一步生长和繁殖，从而帮助我们战胜疾病。此外，药物还能通过调节我们的生理功能来发挥作用。有时，我们的身体会出现一些异常，比如免疫系统失调导致过敏反应或者血压异常增高，医生可能会开一些药物帮助机体维持平衡，从而改善我们的健康状况。

不仅如此，药物还可以通过减轻症状来提高我们的舒适度。例如，感冒药可以缓解流鼻涕、咳嗽等症状，让我们更好地度过感冒期。这类药物并不能治愈疾病本身，但却能够让我们感觉更好，有助于我们康复。

但是，我们在用药时也要注意一些问题。首先，药物并非适用于所有疾病，有时医生会根据疾病的性质给出其他治疗方法，如手术或物理治疗。此外，不同的人对药物的反应也可能不同，一些人用药后可能会出现副作用。因此，我们在用药时要遵循医生或药师的建议，正确使用药物。

药物在疾病的治疗中起着重要的作用。它们通过不同的机制帮助我们恢复健康，减轻症状，提高生活质量。但是，用药应该谨慎，遵照医嘱，以保证安全和有效。

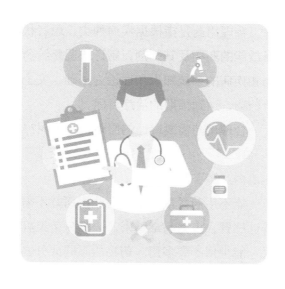

什么是合理用药？

大家可能经常听到"合理用药"这个词，那什么是合理用药呢？

人们常说"是药三分毒"，这是因为药品具有两重性，既有治疗作用，也有副作用，用药不当不但不能治疗疾病还可能会危害身体健康。因此，合理用药是药物使用的前提，在治疗疾病的同时，不良反应也应在可控范围内。

合理用药是指根据疾病种类、患者状况和药理学理论选择最佳的药物及其制剂，制订或调整给药方案。也就是以药物和疾病的系统知识和理论为基础，安全、有效、经济地使用药物，达到预期的治疗目标。

合理用药需要遵循的原则有哪些呢？

🌰 能不用药尽量不用，能少用不要多用，能口服不注射，能肌内注射不静脉滴注

能不用药尽量不用。有些疾病并不需要服用药物，例如普通感冒，多为病毒感染，一般 5~7 天可自愈。

能少用不要多用。药物的不同成分之间有可能会发生相

互作用，可能会降低疗效也可能增加不良反应，除非必须，否则要尽可能避免同时使用多种药物。

优先选用口服制剂。口服是最常用，也是最安全、最方便、最经济的给药方法。

服药前阅读药品说明书

药品说明书是使用药品的重要参考，也是保障用药安全的重要依据。尤其是在家自行服用非处方药物时，通过查看说明书的适应证、剂量、疗程、药物相互作用、注意事项等信息，可以确定是否应该服用该药物，以及服用剂量、服用时间等。如有疑问要及时咨询药师或医生。

确定服药时间

服药时间应依据说明书。因为某些药物是根据疾病的发作规律确定服药时间的，而某些药物是根据人体昼夜节律的变化确定服药时间的。因此，选择最佳的给药时间既可达到最佳疗效，又可以避免某些不良反应。另外，注意查看是空腹、餐后还是餐前服用，因为有些药物会受食物影响。

重视给药方式

不同剂型药品服用方法不一样。口服药物中片剂一般不可咬碎、掰开或者溶解后服用；胶囊剂不能去掉外壳吞服，否则可能会产生局部刺激或者影响药效；泡腾片应在半杯凉开水或温开水中充分溶解，等到无气泡后再服下，禁止将泡腾片直接放入口中，以防引发窒息；缓释剂型、控释剂型一般应整粒吞服，除非说明书中告知可掰开服用。服用药物前应注意药物剂型及服用方法，以使药物发挥最佳效果。

注意药物与药物或食物的相互作用

某些药物之间有相互作用，一起服用可能会增加不良反应。比如，依他尼酸、呋塞米不宜与氨基糖苷类抗生素（庆大霉素、链霉素等）合用，否则引起耳聋的概率明显增加。

某些药物与食物间有相互作用，一起服用可能会影响药效或增加不良反应。如蒙脱石散的黏附能力会因与食物黏附而降低，影响药物在疾病部位的覆盖和药物疗效。因此蒙脱石散宜空腹服用，通常在用餐前后 2 小时为宜。

● 正确贮藏药物

按说明书中的要求贮藏药物，是保障安全用药的关键。药品保管不当会导致其变质、失效，甚至增加毒性，故应严格按照药品说明书的要求妥善存放。

药物可以治病，也同样可以致病。要在正确的时间服用正确的药物，注意用药细节，以最小的治疗风险获得最大的治疗效果。如有用药方面的疑问可咨询医生或药师。

解读药品说明书

每一种药品都有说明书，这张小小的纸上包含了重要的信息，是安全合理用药的重要保障。下面就由药师帮您解读药品说明书。

药物信息

注意药品名称。一种药品通常有两个名称，即通用名和商品名。药品的通用名称是国家药典采用的法定名称，不论哪个厂家生产的同种药品都只能使用该名称。商品名是药厂通过注册获取并受法律保护的专有药名。患者需要弄清楚药品的通用名，避免重复用药。如"泰白"和"迪化唐锭"是来自不同厂家药品的商品名，但其通用名都为盐酸二甲双胍。

药品的规格也是很重要的信息。为满足临床治疗需求、提高患者依从性，一些药品会做成不同规格。如阿莫西林就有每片 0.125 g 和 0.250 g 的不同规格，服用时需要仔细甄别。

用法用量

对于非处方药（OTC），可以依据说明书上的推荐剂量服用。推荐剂量一般为成人用量，儿童剂量需要根据体重或年龄调整，而老年人因为身体功能的降低也需要依据说明书进行剂量调整。

对于处方药（Rx）的用法用量，一定要遵从医生或药师的指导。处方药仅凭说明书难以全面了解和正确使用，医生需要权衡患者体征、病情等，根据临床诊疗需要适当调整，有时就会出现与说明书中的用法用量不一致的情况。

● 不良反应

很多患者仔细看过药品说明书后，因为药物说明书列出的一长串不良反应而吓得不敢服药，担心为治个小病却因为吃药吃出大问题。

这就需要对不良反应有正确、科学的认识。药品不良反应是指合格药品在正常用法用量下出现的与用药目的无关的有害反应。说明书上所列的不良反应不是每个人都会发生，且部分不良反应的发生率极低。需要强调的一点是，说明书中未列不良反应或者不良反应很少，不代表这个药物就相对安全。

在用药时需要正确对待不良反应，不能因为可能会发生不良反应而拒绝使用；一些轻微、可以耐受的不良反应，在权衡治疗获益的基础上，也可以继续使用。

但是，药品说明书中所列的不良反应须重视，特别是易过敏体质者、自身或家庭成员中有发生过严重药物过敏的人群须格外重视，并在就诊时一定要跟医生提前说明。用药过程中，有造成身体不适的情况，要及时和医生或药师沟通。

● 注意事项

有几类特殊人群在用药时，需要特别关注说明书中的"注意事项"：处于特殊生理阶段的患者，如妊娠期患者、哺乳期患者、婴幼儿患者、老年患者；有特殊体质的患者，如肝肾功能不全、正在接受透析、有严重药物过敏史的患者；从事特殊职业的患者，如运动员、高空作业者、驾驶机动车者。

在注意事项里经常会看到几个词，"禁用""慎用"和"忌用"。很多患者不明白是不是出现这三个词的时候都不能用了呢？其实不然。

"禁用"很好理解，就是绝对禁止使用；"慎用"则指药物可以使用，但应密切关注患者用药情况，一旦有不良反应发生则需停药；"忌用"说明药物在此类人群中有明确的不良反应，应由医生根据病情给出用药建议，如一定需要使用，可联合其他能减轻不良反应的药物。

● 相互作用

有些患者来一次医院，就趁机把身体的不适全都检查一下，在不同的医生那里看病开药，最后提着一大袋药满载而归。这时，药物间的相互作用就非常值得关注。

药物相互作用是指在一定时间内先后服用 2 种及以上药物后产生的复合效应，可能使药效增强或减弱，也可能会加重或减弱药物的不良反应。

患者需要认识到药物相互作用的重要性，在就诊时告知医生自己的服药情况，并在阅读说明书时关注"相互作用"中列出的不能与此药同服的药物。

此外，还需注意药物与食物间的相互作用。一些药物在服用期间禁止摄入酒精，如服用头孢类药物期间饮用含酒精的饮品会出现双硫仑样反应。

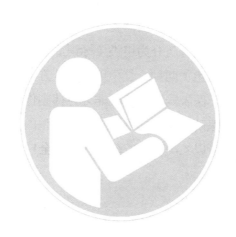

为什么有的药盒写着OTC？

药品分为处方药（Rx）和非处方药（OTC），处方药需要凭医师的处方，在药店或者医院购买。非处方药就是不需要医生开方即可购买和使用的药物，主要用于多发病、常见病的自行诊治，如发热、感冒、咳嗽、头痛等，相对于处方药而言，其安全性要高一些。

非处方药分为甲类（标识底色为红色）和乙类（标识底色为绿色）两种，其中甲类非处方药副作用相对多，需要在药店、医院购买。乙类非处方药副作用相对更少，除了在药店、医院能买到之外，在一些大型的商店、超市等也可以买到，所以乙类非处方药相对更安全！

大家要注意的是，非处方药绝不是保险药，是药三分毒，非处方药和处方药一样，使用也须谨慎，不可盲目服用非处方药。

医嘱 PK 药品说明书，不一样的时候到底应该听谁的？

药品说明书中的用法用量，是一般情况下的常用剂量，是适用于大部分人群的。但是对于像肝肾功能不全等特殊情况的人群，说明书里往往也会有相应说明，来方便患者根据说明书调整用药。

而医嘱中的用法用量，是大夫在参照说明书的基础上，既要结合患者的年龄、病情、肝肾功能等情况，又要看药品之间的相互作用和不良反应等情况，综合判断得出的结果，不是随意就给出的。

要知道同一个药，因为不同患者的身体特点、疾病严重程度不同，医嘱中用法用量都会不尽相同，所以可能会出现和说明书不一样的情况。因为医嘱中的用法用量，是针对每个患者"量身定做"的。比如一个儿童需要用到某个药，但是说明书里没有写出具体的用法用量，大夫会结合自己的专业知识和临床经验，根据儿童的年龄、体重、病情严重程度等情况，酌情给药。

　　如果不按照医嘱或者说明书用药，服药后可能会出现严重的副作用，危害身体健康。为了您的身体健康，请按照医嘱服药，或者仔细阅读说明书，并在医师或药师的指导下使用。

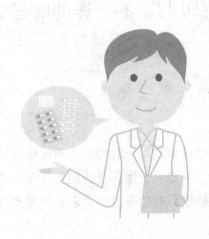

不同剂型的药品有不同的用药方法

药物在供给临床使用前，为适应治疗或预防需要而制备的药物应用形式，称为药物剂型，以充分发挥药效，减少不良反应，便于使用、携带、运输等。药物剂型有多种，如片剂、胶囊剂、颗粒剂、吸入气雾剂、注射剂等。不同剂型药品的服用方法不一样，下面向大家介绍一下不同剂型服药时的注意事项。

● 缓释剂型、控释剂型（缓释片、缓释胶囊、控释片、控释胶囊）

整粒吞服。缓释和控释剂型药物通常应整粒吞服，除非说明书中明确写明可沿划痕掰开的才可掰开服用。整粒吞服的不要破坏其剂型，以免影响药物释放速度、影响疗效、增加不良反应等。

按时服用。漏服、随意增减给药频次等可影响血药浓度稳态，影响疗效。另外，宜固定时间服用，避免药物在体内蓄积或减少。

● 胶囊剂型

整粒吞服。胶囊剂型药物应整粒吞服，避免拆开服用，以免失去胶囊保护药物的作用，影响药物疗效，还可能刺激胃肠道。

● 泡腾片

水中溶解。溶解泡腾片的水温不宜过高，避免药物有效成分被破坏而失效。严禁直接口服或含服，因为泡腾片中含有泡腾崩解剂，遇水后，会瞬间产生大量的二氧化碳气体。如果直接把泡腾片放入口中，迅速产生的大量气体会带来危险，故严禁直接入口服用。

● 咀嚼片

咀嚼服用。咀嚼片需要在口腔中咀嚼后吞服，对于儿童、老人以及吞咽困难的患者，服用较为方便。咀嚼片经过咀嚼后，可促进药物的溶解和吸收，更好地发挥药效。需注意的是，服用此类药物须避免直接吞服，以免影响药物的治疗效果。

● 颗粒剂

溶解搅拌。溶解颗粒剂的水温过高可使某些药物成分遭到破坏，影响疗效，应避免水温过高。另外，药品需搅拌至完全溶解后，才可服用。

● 舌下片

舌下含服。舌下的毛细血管非常丰富，药物的吸收速度快，如硝酸甘油片等舌下片一定要含在舌下，以快速发挥药效。服用舌下片时尽可能在舌下长时间保留一些唾液以帮助药片溶解，服用后至少5分钟内不要饮水。

● 含片

含于口中。含片需要长时间含在口腔内，直到含片完全溶化分解，然后被口腔和咽喉黏膜吸收，从而达到局部给药且药效持久的目的。含片多用于口腔及咽喉不适，可在局部产生消炎、杀菌的作用。含片应含在口腔或颊部，不要咀嚼，含服的时间越长越好。含服完，半个小时之内尽量不要喝水、进食，保持咽喉部位比较高的药物浓度，才可以更好地发挥作用。

● 混悬剂

摇匀服用。混悬剂一般指不溶性药物颗粒分散在液体分散介质内所形成的不均匀分散系的液体药剂。由于混悬剂在放置的时候会静置沉淀，因此应在使用前充分摇匀，以避免有效药物发生沉淀，影响药效。

○ 含漱剂

含漱后吐出。含漱剂中的成分多为消毒防腐药，含漱时不宜咽下或吞下。如复方氯己定含漱液，含漱时至少在口腔内停留 2~5 分钟，含漱后吐出，不得咽下。另外，含漱剂在含漱后不宜马上饮水和进食，以保持口腔内药物浓度，以便更好地发挥药效。

○ 气雾剂

规范操作是关键。首先，将气雾剂摇匀；然后，缓缓呼气，尽量排尽肺部的气体；最后，将双唇贴紧喷嘴，头向后稍微倾斜，在缓慢深吸气的同时按压气雾剂的阀门，屏住呼吸约 10~15 秒，然后用鼻子呼气。药师提醒：每次吸药后要及时漱口，并对喷嘴进行擦洗。

选择适宜的药物剂型和正确的给药方式是药物发挥作用的关键。用药前应仔细阅读说明书，如有其他疑问可咨询医生或药师。

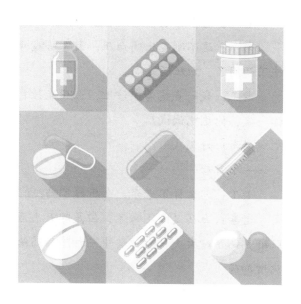

三则实例讲明药物品种、剂型、剂量不能分享

● 一则：药物品种不能分享

老王：老李，怎么愁眉苦脸的？

老李：这不刚查出高血压，大夫给我开了依那普利，都吃了两周了，血压还是高。

老王：我一直吃着缬沙坦，血压能控制正常。要不我给你一盒，你吃吃试试？

老李：好嘞。

一个月后……

老王：怎么样了老李，血压好了吗？

老李：血压是降下来了，但是昨天去医院查体，血钾、肌酐都高了。大夫让我把其中一种降压药给停了，说不能随意增加药。

点评：依那普利和缬沙坦均为临床常用降压药，两者作用机制相似，同时都有肌酐升高以及高血钾的副作用。很多人若只服用一种降压药无法使血压达标，需要两种或多种降

服
药方法有讲究

压药联合降压。有的降压药是可以联合使用的，比如依那普利或者缬沙坦，均可以和硝苯地平联用，既能增加降压效果，又能减少彼此副作用；有的降压药联合使用不但不能降压，还会增加副作用，影响患者的身体健康，就像是依那普利和缬沙坦合用，会增加副作用的发生概率，特别是肾脏损害和高血钾。所以应该在医师和药师指导下联合用药，千万不能自行更换药物，更不能随意服用别人的药物。

● 二则：药物剂型不能分享

病友：我都是饭后吃二甲双胍，为什么我的朋友饭前吃呢？

大夫：他吃的是哪种二甲双胍？

病友：我们吃的都是二甲双胍啊，一样的。

大夫：二甲双胍也有好几种剂型，有普通片、缓释片、肠溶片等。

病友：我吃的是缓释片，他吃的是肠溶片。

大夫：这就是为什么让你饭后吃，而他是饭前吃了。

点评：二甲双胍是一种临床常用的降糖药，该药有好几种剂型，比如片剂、胶囊剂。其中片剂也分为普通片、缓释片、肠溶片。因为该药有恶心、呕吐等副作用，为了减少胃肠道的副作用，二甲双胍普通片、缓释片一般建议饭中或者饭后服用，其中缓释片的作用时间长，服药次数相对少。二甲双胍肠溶片饭前 30 分钟服用，以减少对胃的刺激，并尽快到达肠道发挥作用。此外，二甲双胍片有每片 0.25 g、0.50 g、0.85 g 不同的规格，每日服药多少要看规格而不是单纯看药片数。在此药师提醒您：不能随便更换药物剂型，不同剂型的服用时间、次数、剂量可能会有不同。

● 三则：药物剂量不能分享

老王血脂高，每天吃着 20 mg 阿托伐他汀，血脂还没有降下来。听说邻居老赵每天吃着 40 mg 阿托伐他汀，血脂正常了，便觉得自己服用的阿托伐他汀剂量不够，自行加大用量，加至每天 40 mg。两周后，老王因肌肉无力、酸痛住院了。

点评：他汀类药物是临床常见的调脂药，具有降低胆固醇的作用。随意增加他汀剂量，降脂效果并不会更明显，但是肌肉无力、疼痛等肌病副作用会明显增加，同时也增加了患者的经济负担。如果降脂效果不好，需要调整用药剂量，可以考虑做药物基因检测，根据检查结果指导用药。有些老年人，常常凭自己的感觉用药，随意增减药量，这样可能会增加疾病或者药品副作用的风险，甚至影响生命安全。因此，服药时应按照说明书或者医嘱的规定用药，不能随意改变用药剂量。

我的药物分一半？合理用药永相伴。用药还需个体化，随意分享风险大。

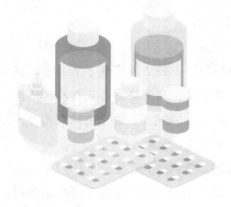

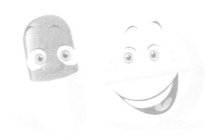

硝苯地平控释片服用后随粪便排出，白吃了？

对于很多高血压患者来说，硝苯地平控释片是一种常用的降压药物，但很多患者疑惑："为什么这个药会整片排出呢？""为什么医生不让我掰开吃？"带着这些疑问，我们一起来了解一下其中的原因。

● 穿了件"衣服"

通俗一点讲，硝苯地平"穿了一件衣服"，这件"衣服"有个特殊的功能，可以使药物恒速释放，这样原本一天要吃3次的药现在一天只需要吃一次了，药物释放完，"衣服"完成使命，就排出体外了。

● "衣服"的特殊功能

其实穿上"衣服"的硝苯地平片是一种控释片，通过微孔型渗透泵技术使硝苯地平恒速释放。硝苯地平控释片是双室渗透泵控释片，一室装着药物，另一室装着动力材料。简单来说，是将普通硝苯地平做成药芯，然后在外面包上一层半透膜，再采用激光技术在上面打孔。药片进入人体后，推动层吸水膨胀，推动药物从小孔中慢慢释放出来。在渗透压的作用下，药物匀速释放，从而达到血药浓度平稳且维持时间长的效果。但是硝苯地平控释片的外壳是不被人体吸收的，所以才会排出体外。

　● 还有哪些药物会这样？

像硝苯地平控释片这样随粪便以原形排出的控释片还有不少，在表 1 中列出。所以，当服用这些药物后出现了整片药物随大便排出的现象时，是不需要担心药物没有被吸收的。

表 1　随粪便以原形排出的常见控释片

通用名	剂型	备注
硝苯地平	控释剂	整片服用
甲磺酸多沙唑嗪		
格列吡嗪		
盐酸哌甲酯		

　● 不能掰开服用

看了上面的讲解，相信您已经理解这些药为什么不能掰开服用了。如果掰开，药物保护膜被破坏，药物就会在很短的时间内释放出来，血药浓度瞬间升高，这样不但不能发挥长时间缓释或控释效果，还可能产生不良反应。

　● 如何判断缓释和控释药物能否掰开？

▷ 看说明书，如果说明书中列了半片药的用法，就可以将药片掰开吃。如果说明书中提到"整粒吞服""不可掰开或碾碎"等，则只能整片服用。即便是同种药物，不同厂家的制剂工艺也有可能不同，从而影响药物服用方法。

▷ 观察药片有无刻痕，刻痕一般是为了方便将药片掰开而设计，可以沿着刻痕掰开服用。

▷ 用药之前，向医生或药师咨询。

压力定量吸入器该怎么使用？

压力定量吸入器是一种雾化吸入装置，在其密闭的储药罐内盛有液体药物，可将药物以气雾的形式喷出。

● 在治疗过程中怎么正确操作压力定量吸入器？

➪ 移开喷口的盖，用力摇匀药物。

➪ 轻轻地呼气直到不再有气体可以从肺内呼出。

➪ 将喷口放在口内并合上嘴唇含着喷口，在缓慢吸气的同时按下储药罐将药物释出，并继续深吸气。

➪ 屏气约 10 秒钟，然后缓慢呼气。

➪ 若需要多吸 1 剂，应间隔至少 1 分钟后再重做第 2、3、4 步。

➪ 用后将盖套回喷口上，如果使用的是布地奈德（棕色瓶身）、丙酸倍氯米松（黄色或紫色瓶身）或氟替卡松（橙色瓶身），必须用水漱咽部然后吐出漱口水，反复漱口 2~3 次。

➪ 注意如果开启新的（或超过一周未被使用）吸入器，应摇匀药物后向空中试喷 2 次，直至有气雾喷出再开始使用。

年龄较小的患儿在使用定量气雾剂时，吸气与吸药同步进行存在困难，而储雾罐则能较好地解决这个问题，那么储雾罐是什么呢？

储雾罐，是定量气雾剂吸入疗法的辅助工具，用于储存气雾。对于吸气与吸药同步进行有困难的患者可借助储雾罐。

● 压力定量吸入器和储雾罐一起使用时，该怎样操作？

⇨ 第一次使用之前先用清水将储雾罐冲洗洁净后自然晾干。

⇨ 移开喷口的盖，用力摇匀吸入器内药物并插入储雾罐的一侧。

⇨ 将口器放入儿童的口中（如果是面罩，要注意罩住口鼻周围并紧贴皮肤）。

⇨ 鼓励儿童慢慢吸气和呼气，一旦呼吸调整好了，按压储药罐，再让孩子持续呼吸 30~60 秒，同时保持储雾装置的位置不变。

⇨ 用后取下吸入器，将盖套回喷口上。

⇨ 如果气雾剂含有激素成分，必须用水漱咽部然后吐出漱口水，反复漱口 2~3 次。

⇨ 每周清洗 1 次，切忌用洗涤剂清洗或用力擦洗储雾罐内层面，可用清水冲洗洁净后自然晾干；注意定期更换储雾罐的瓣膜（每 3 个月 1 次）和储雾罐（每半年 1 次）。

以上就是使用压力定量吸入器的相关注意事项。再次强调，正规的操作流程与疗效息息相关，在患儿治疗过程中也应加以重视。

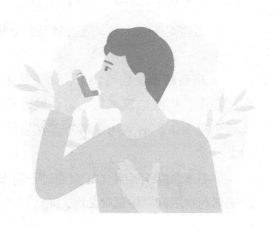

吃了药没效果？原来是自己没做好

　　有些病友经常说吃了某个药不管用，不想再吃了。但是经过详细咨询以后，发现其实并不是药不管用，而是自己没做好。那么问题究竟出在哪儿呢？

　　药还是那个药，但是吃药的人不同，用药依从性也不同。用药依从性是啥呢？就是患者遵从医嘱用药的程度。服药行为与医嘱一致，就是依从性良好；相反，不按照医嘱按时按量用药，或者不经大夫同意，私自换药、停药，就是不依从。

　　现在我们用 1 分钟的时间，做一个简单的评分，见表 2，大体判断一下自己的用药依从性好还是不好。

表 2　用药依从性调查问卷

问题	是	否
是否有忘记服药的情况		
是否有时不注意服药		
当自觉症状变好时，是否停药		
当自觉症状更差时，是否停药		

　　若 4 个问题的答案均为"否"，表明依从性好，平时服药习惯很好，要继续坚持；4 个问题有 1~3 个回答为"是"，表明部分依从，说明平时服药习惯一般，还需要继续努力；4 个问题均为"是"，表明完全不依从，说明平时的服药习惯很糟糕，那就需要抓紧改掉这些不好的用药习惯，严格遵医嘱服药。

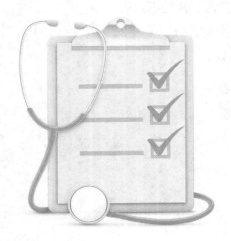

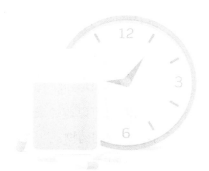

服药时间有讲究

　　医生开药后，会告诉你服药频次，如1日1次、1日3次等。您是否有过这样的疑问：1天吃1次，是早上吃，还是晚上吃？是饭前吃，还是饭后吃？

　　同一种药物、同样剂量，不同的给药时间，其疗效和不良反应是不一样的，有可能相差几倍，甚至是几十倍！选择合适的给药时间，可以降低药物不良反应，达到更好的疗效。那到底具体该何时服药呢？下面向大家介绍一下服药时间方面需要注意的事。

　　⬤ 给药时间

　　⇨ 如果说明书中仅说明1日1次，可以固定一个时间服药，大多数药物是早上，有些药物是在晚上服用。

　　⇨ 如果说明书中仅说明1日2次，一般情况是指早上和睡前（相当于每12小时1次），或者是早上和晚上。

　　⇨ 如果说明书中仅说明1日3次，一般情况是指早上、下午和睡前（相当于每8小时1次），或者是早上、中午和晚上。

⇨ 如果说明书中有明确的时间间隔如每 12 小时或每 8 小时给药 1 次，就需要严格按照时间间隔来服用了，比如镇痛药物，羟考酮缓释片、吗啡缓释片等。

注意：给药次数是根据药品在人体内代谢和排泄的时间决定的，因此，须按照说明书或医嘱按时服用才可尽快达到有效血药浓度，从而更好地发挥药效。

● 餐前还是餐后

⇨ 如果说明书中未说明餐前或餐后，一般为餐后服用，饭后 30 分钟左右为宜。饭后服用可以避免或缓和药物对胃黏膜的刺激，特别适用于可能引起胃肠道不良反应的药物。

⇨ 如果说明书中仅说明空腹服用，一般为餐前 1 小时或餐后 2 小时。比如抑制胃酸分泌的奥美拉唑，就适合在晨起空腹的时候服用。

⇨ 如果说明书中仅说明餐前服用，一般为餐前 15~30 分钟。一般对胃无刺激或刺激性小的药物或者需要作用于胃部的药物需要饭前服用。比如促胃动力药吗丁啉就需要餐前服用。

⇨ 如果说明书中仅说明餐中服用，可以在吃饭过程中服用以减少胃肠道的不适症状或增加药物吸收。比如降糖药二甲双胍片需餐中服用，以降低胃肠道反应，增强降糖的效果。

● 特殊给药时机的药物

⇨ 抗高血压药物，如卡托普利、贝那普利、缬沙坦、氯沙坦等，每日 1 次，大部分在早晨服用，以控制上午血压增高的峰值，这是根据人体血压波动的特点确定的。

⇨ 降脂药，如辛伐他汀、普伐他汀、氟伐他汀，宜在睡前服用。因为人体肝脏合成胆固醇的高峰是 0~3 点，他汀类药物主要是通过限制胆固醇的合成起作用，故睡前服用时机更好。而阿托伐他汀、瑞舒伐他汀因具有较长的半衰期，可于一天内任意固定时间服用。

⇨ α 受体阻断药，如哌唑嗪、特拉唑嗪等，易导致直立性低血压引起晕厥，因此，宜在睡前服用。

⇨ 质子泵抑制剂，如奥美拉唑、雷贝拉唑等，若每日 1 次服用，宜晨起空腹服用，以更好地发挥其抑制胃酸的效果。

⇨ 糖皮质激素类药物，如地塞米松、泼尼松等，若为抗炎治疗而小剂量临时服用，不需要受时间控制。如果是为补充缺乏的糖皮质激素，则有固定的最佳服用时间，建议在早晨 7~8 点空腹时一次性服用。因为糖皮质激素分泌有昼夜节律变化，分泌的峰值就是早上 7~8 点，如果此时服用外源性糖皮质激素，副作用最小。

对于不同的药物、不同的剂型，选择最适宜的服用时间，主要是考虑药品的最佳吸收和发挥作用的时间；其次是为了避免或减少不良反应。为保障用药安全性，在服用药物时需要仔细阅读说明书中的用法用量和注意事项，以确定服药时间，如有疑问可咨询医生或药师。

服药如何喝水有讲究，你做对了吗？

　　大家平时都是如何服药的呢？有的人服药时只喝一小口水，有的人喝一大杯水。到底喝多少水合适呢？

　　有些药是需要多饮水的。因为多饮水可使药物加速通过咽部、食道，进入胃肠，提高药物疗效，降低药物的毒副作用。如抗痛风药苯溴马隆，多喝水能够增加尿量，促进尿酸的排出，每日饮水量一般不要少于1 500 mL；抗骨质疏松药如阿仑膦酸钠，当日首次进食、喝饮料或使用其他药物前至少半小时，以足量的清水（175~250 mL）送服；抗菌药如左氧氟沙星，用药期间要多喝水，保证每天排尿量在1 200 mL以上，防止尿中出现结晶，堵塞尿路。

　　有些药则需要少饮水，甚至不饮水才能充分发挥药效。如胃黏膜保护药硫糖铝，服药后少饮水有利于药物在胃壁形成保护膜，并促进溃疡愈合；止咳糖浆，既能通过胃肠道吸收发挥药效，又能黏附在咽喉黏膜，减轻炎症的刺激，服药后如果饮水会把咽部的药物冲掉，同样也会稀释胃液，影响药效；心绞痛急救时舌下含服硝酸甘油，通过舌下毛细血管吸收发挥作用，饮水会大大降低药效，达不到急救的目的。但如果口腔干燥，需先喝一小口水，再放入药物，以帮助药物溶解。服药喝水多少有讲究，你做对了吗？常见用药与饮水量关系见表3。

表3　常见用药与饮水量的关系

饮水量	多饮水	少饮水	不饮水
药物	苯溴马隆、阿仑膦酸钠、左氧氟沙星	硫糖铝、铝碳酸镁、蒙脱石散	止咳糖浆、草珊瑚含片、硝酸甘油（舌下含服）

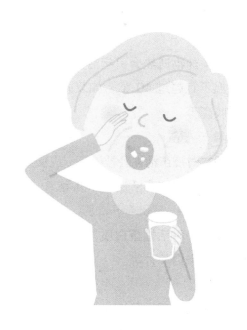

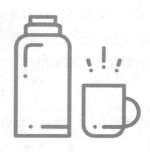

哪些药物不宜热水送服?

● 活菌制剂

该类药物遇热会引起活菌被破坏，药效降低，因此溶解时水温不宜超过 40 ℃，如双歧杆菌四联活菌片、地衣芽孢杆菌胶囊等。

● 活疫苗

遇热时疫苗活性会被破坏，应使用 37 ℃以下温水送服，如脊髓灰质炎减毒活疫苗糖丸等。

● 含酶助消化药

酶是一种活性蛋白质，遇热后会凝固变性，如胃蛋白酶合剂、胰蛋白酶片等。

● 部分维生素类药物

维生素性质不稳定，遇热后易被分解，而失去药效，如维生素 C 片、维生素 B_1 片等。

● 胶囊类药物

胶囊外壳主要成分是明胶，在热水中会溶解，影响药物的安全性和有效性。

吃药不能喝茶？分情况！

茶作为一种天然保健品，在我国拥有悠久的饮用历史，科学研究证明，适量饮茶确实能带来很多益处，尤其对于许多慢性病患者。

《中国健康生活方式预防心血管代谢疾病指南》推荐：适量饮茶，每月消耗茶叶 50~250 g，绿茶为宜。那么问题来了，对于许多长期用药的慢病患者，有一种根深蒂固的说法，就是吃药不能喝茶。那么，茶对药到底有什么影响？是不是吃药就与喝茶无缘了呢？下面我们就来聊一聊茶与药的那些事儿。

茶含有哪些成分？

茶叶中含有茶多酚、鞣酸、茶碱、咖啡因等成分。茶多酚、鞣酸具有收敛作用；咖啡因、茶碱具有促进中枢神经兴奋的作用。

茶还含有一些人体所必需的微量元素（锌、钾、钙等），以及维生素 B、维生素 C 等。

● 茶对药物有什么影响？

茶会影响某些药物的疗效。

⇨ 酸性药物如阿司匹林，会和茶叶中的咖啡因、茶碱等碱性物质产生相互作用，降低药效。

⇨ 服用镇静催眠类药物时，茶中的咖啡因，具有兴奋作用，也会影响药物的效果。

⇨ 含金属元素的药物如葡萄糖酸钙，与茶中的鞣酸发生反应，不仅降低药效，还会刺激胃肠道，引起腹痛和便秘。

⇨ 补益类中药如人参、当归等，含皂苷类成分，茶中的鞣酸与皂苷结合会产生沉淀，破坏补药的有效成分。

所以，这些药物忌用茶水送服！但也不是完全不能喝茶，一般服药后间隔2个小时可饮淡茶。

● 有的药物可以用茶水送服

茶中的茶多酚可以促进维生素C的吸收，所以，服用维生素C相关药物时，可以用茶水送服。

不论是否吃药，都不要饮浓茶，尤其不要空腹饮浓茶，以防刺激胃肠道；不要晚上饮茶，以防影响睡眠质量。

吃药的朋友也不是完全不能饮茶，一般需要与服药时间间隔2小时，具体根据药物种类来决定。有喝茶习惯的朋友，在接受药物治疗的时候，记得咨询医生和药师哦！

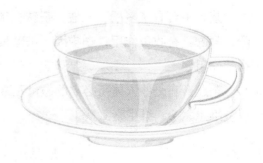

吃药能用蜂蜜水送服吗?

● 蜂蜜含有哪些成分?

蜂蜜作为一种天然甜味物质,成分复杂,含有葡萄糖、维生素、氨基酸、微量元素、活性酶等。另外,市面上销售的蜂蜜,一般经过了加工,因此会添加有其他辅助成分。

● 蜂蜜对药物有什么影响?

蜂蜜中的酶类物质,会和感冒药中的对乙酰氨基酚发生作用,影响其退热效果。所以感冒药不要用蜂蜜水送服,两者最好间隔 4 小时以上。

● 有的药物可以用蜂蜜水送服!

治疗便秘的麻仁丸,化痰止咳的百合固金丸等中成药,一般用蜂蜜水送服效果更佳。服用时取蜂蜜 1~2 汤匙,加入温水中搅匀。

开水会破坏蜂蜜成分,最好使用 60 ℃以下的水冲调蜂蜜,可以在早上起床后或者饭后 2 小时

服用。血糖高的朋友不宜服用，正在减肥的朋友也要慎重。现在市
场上销售的蜂蜜种类繁多、品质不同，大家在购买蜂蜜的时候，一
定要选择检测合格的优质产品哦！

睡前服药有什么讲究?

● 有些药物不宜睡前服用

⇨ 补钙剂：睡前服用容易诱发胃肠疾病，还易患尿路结石。

⇨ 利尿药：如氢氯噻嗪、螺内酯等，服后会发挥利尿作用，为避免影响睡眠，利尿药不宜睡前服，宜在清晨空腹口服。

⇨ 降压药：若睡前服用，睡后血药浓度到达峰值，会造成血压大幅度下降，心、脑、肾等重要器官可能会出现供血不足。

⇨ 止咳药：睡前服用极易造成呼吸道内痰液潴留，从而导致呼吸道阻塞，引发呼吸困难。

● 有些药物适合睡前服用

⇨ 调脂药：如辛伐他汀、洛伐他汀等他汀类药物。胆固醇的合成高峰在午夜，睡前服用能更有效地达到治疗目的。

⇨ 胃黏膜保护药：如硫糖铝和铝碳酸镁等。睡前服药时胃部已排空，服药形成的保护膜不易被破坏。

⇨ 抗过敏药：如氯苯那敏、赛庚啶等。睡前服药可避免其嗜睡的副作用影响到工作和生活，保障患者服药安全。

⇨ 催眠药：如阿普唑仑、地西泮等。睡前服用能够更好地发挥药效，有利于尽快入睡。

胃药服用时间太随意，容易没效果

俗话说，十人九胃，意思是十个人当中有九个人都有胃病。养好胃，很重要。如果胃药不好好吃，就起不到好的效果，今天我们就来捋一捋胃药该如何正确服用。

🔵 胃动力药

如莫沙必利。饭前 15~30 分钟服用，促进胃肠道蠕动，可以减少食物在胃中的停留时间，帮助消化。如果饭后服用，促消化的作用就不那么明显了。

🔵 胃黏膜保护药

如枸橼酸铋钾。饭前半小时服用，在胃黏膜上形成一层保护膜，可以阻止胃酸、酶对溃疡的侵袭，同时避免食物与胃壁的接触。如果饭后服用，不利于形成胃黏膜保护膜。

🔵 抑酸药

如奥美拉唑。早餐前或空腹服用，抑制胃酸分泌。进食后胃酸会分泌更多，如果饭后服用，抑酸药起效有一个过程，发挥作用就不那么及时了。

● 抗酸药

如铝碳酸镁。餐后 1~2 小时、睡前或胃不适时服用，具有中和胃酸，保护胃黏膜的作用。由于它会和其他药物结合，因此用药前后 1~2 小时内不要服用其他药物，否则会影响药物的吸收，影响疗效。

胃药服用时间可不能太随意了，不然药效可就打折扣了。

在医院开的药吃完了，能去药店买吗？

医院开的药吃完了，能去药店买吗？答案是可以的，但是要注意以下两点。

● 一是要认清药

很多药有多种剂型、规格。特别是患有慢性病，需要长期吃药的病友，一定要多加注意。以降糖药二甲双胍片为例，它有普通片、缓释片、肠溶片多种剂型，不同剂型服药时间不同；同时又有每片 0.25 g、0.50 g、0.85 g 不同的规格，服药多少也不能单纯看每天吃几片。有的药店的药架上摆放着十几种二甲双胍，便宜的有两块多一盒的，贵的有几十元一盒的。糖友们不能根据价格选择药品，最好选择和之前所服一样的药物。

● 二是不能随意更换药

当有人给您说某个药效果更好、价格更便宜、很多人都在用时，一定不要冲动，不要盲目跟风用药。就算之前吃的药效果不好，也应该到正规医院或者有专业人员的药店，由专科医生或药师指导您来判断是否需要调整药物用量或者更换药物，万万不可自己盲目决定。

去药店买药该注意哪些问题，您清楚了吗?

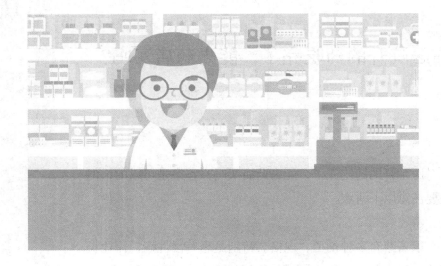

分清网络购药的利弊

现在网络购物已经成了常见的事情，网上药店也在不断发展，网络购药渐渐被大家所熟知。网络购药可以节约我们的时间，保护患者的隐私，也可以购买到医院或零售药店没有的非处方药。但是，网络购药也存在弊端，对于存在的不利因素我们又该如何处理？

● 买到假药

为防止买到假药，患者需注意判断网站是否为经药监部门批准的合法网站。网上购药应该选择国家批准的正规网上药店。具体企业名单可以在国家市场监督管理总局网站查询。

● 盲目购药

药品为特殊商品，患者在网上购买时，切不可听信虚假宣传，盲目购药，以免延误正常的治疗，损害身体健康。如对药品存有疑问，可咨询医生或药师。

● 不能购买处方药

网络购药只能购买非处方药。如患者需要处方药，需要到医院开具处方。

● 买到过期、失效药

患者购买了药品后，需注意药品的验收。应认真查看药品外观、名称、生产单位、生产日期、有效期等，遇到问题可要求退货。

白菜价的集采药品，质量有保障吗？

"国家集采""集采药品"，最近几年我们时常听到这几个新名词。药品与我们老百姓的健康息息相关，那究竟什么是集采药品？集采药品这么便宜，质量能有保证吗？

● 什么是集采药品？

集中采购药品简称集采药品，是由国家或地方医保部门将医疗机构零散的药品"打包"，以"团购"的方式向生产企业购买明确数量的药品，以市场公开竞价方式确定价格，降低交易成本，规范药品流通秩序，挤掉中间环节导致的价格虚高的水分，减轻群众医药负担，提高群众使用药品的质量。

● 国家集采药品价格为什么这么低？

一是带量采购给了企业确定的采购预期，可以大幅压缩营销费用；二是规模效应降低了单位生产成本；三是及时结算还款降低了企业资金成本；四是通过一致性评价的仿制药，可以与原研药同质量竞争，通过竞争促进降价。

● 价格大跳水，集采药品的疗效靠谱吗？

降价不降质，集采药品质量是有保障的。国家集采药品有进口原研药，也有国产仿制药。仿制药均通过了一致性评价，评价既包括质量，也包括疗效，在药品的原辅料、生产工艺、质量检测和疗效等方面均有严格标准。通过一致性评价的仿制药品与原研药"同等疗效，同等质量"，在临床上可替代原研药。并且药品监管部门也将强化监督检查和产品抽检，加强全生命周期质量监管，确保降价不降质，让群众用上质量和疗效放心的药品。因此，患者完全可以放心使用国家集采药品。

● 集采药品有哪些种类呢？

集采品种越来越多，覆盖面也越来越广。目前，采购的药品涵盖了治疗高血压、糖尿病、感染、消化道疾病等常见病、慢性病，以及癌症、罕见病等重大疾病用药，平均价格降幅约 50%。中标的药品绝大部分是仿制药，均由国家药品监督管理局把关，印有"仿制药一致性评价"标志，质量、疗效与原研药一致，质量有保障，价格实惠。

● 哪些地方可以买到"物美价廉"的集采药品？

在各级公立医疗机构、部队医疗机构、自愿参与集中采购的民营医疗机构以及部分集采药品定点药店均可购买到"物美价廉"的集采药品。

● 集中带量采购中选的药品同样可以医保报销吗？

集中带量采购药品只是降低了价格，并不影响患者本人的医保待遇，患者使用集中采购中选药品，报销比例与现行医保政策一致。在使用中选药品时，住院患者和门诊患者分别按照住院、门诊的医保待遇进行报销。

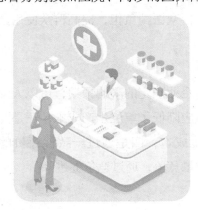

仿制药是"山寨药"？大错特错

来到医院看到越来越多的仿制药，您是否有这样的疑问："仿制药会不会不如原研药？""这么便宜会不会是假药？"今天，就让我们一探究竟吧。

⬤ 什么是仿制药，它和原研药有何不同？

仿制药并非假药或山寨药，仿制药只是站在了巨人的肩膀上，而原研药就是那个巨人。仿制药是在原研药的专利到期之后，合法仿制出来的廉价版本。仿制药和原研药的疗效基本上是相同的，在临床上可以相互替代。他们具有相同的活性成分、剂型、规格、给药途径和治疗作用。当然也有一些不同，相对于原研药，仿制药可能有不同的形状、颜色、大小和非活性成分，更重要的是价格不同。

⬤ 为什么仿制药价格会这么便宜？

仿制药价格远低于原研药，是因为原研药的开发需要对成千上万种化合物进行层层筛选，在研发过程中，通过动物模型实验以及临床试验证明了药物的安全性和有效性才能获批上市。这个过程通常需要长达十余年的研发时间和数亿甚至数十亿美元的资金投入。相较之下，仿制药的研发则简单很多，只需以原研药为参考，探索合成方法；在进行临床试验并符合相关标准后，即可上市，如果顺利，整个过程在 2~3 年内即可完成。在省去大量成本和时间之外，多种适应证相同的仿制药的申请可能被同时批准，这就会使它们在市场上形成竞争，进一步促使药品价格下降。

● 仿制药副作用是否比原研药大？

答案是否定的。无论仿制药还是原研药，都可能有副作用，甚至发生不良反应。是否发生不良反应及不良反应的大小均存在很大的个体差异。仿制药在上市前也是经过严格的检验和临床对照的，是合理合法被批准上市的，其副作用并不像大家认为的比原研药更严重。

● 怎么识别所用药物是否通过了一致性评价？

2016 年，我国出台了相关文件，要求对所有上市仿制药品的质量和疗效进行一致性评价，为高质仿制药替代原研药铺平落地路径，确保群众都能用上"放心药"。在药品一致性评价的基础上，仿制药才能进入国家组织的药品集中采购。所有通过一致性评价的仿制药的药盒上均有下图所示的标识。

您的药放对位置了吗？

不少患者买药后常会问："我这个药应该怎么放，用不用放冰箱？"

药师发药时，对于常温贮存药品一般不会特别说明，但是像胰岛素、白蛋白、乙肝疫苗、微生态制剂等生物制品则需要冰箱冷藏，药师会特殊交代一下。

药品贮藏温度过高或过低都会使药品变质，温度过高会加快药品有效成分的氧化、降解甚至产生有毒物质，温度过低则容易引起药品冻结或析出沉淀。因此，正确贮藏药品可以有效保证药品质量。除了药品自身性质外，温度、湿度、光照、氧气等多种外界因素都可能改变药品质量，影响药效。

● 药品常见的贮藏条件有哪些？

2020 版《中华人民共和国药典》对药品常见的贮藏条件规定如下：

⇨ 遮光：系指用不透光的容器包装，例如棕色容器或黑色纸包裹的无色透明或半透明的容器。

⇨ 避光：系指避免日光直射。

▷ 密闭：系指将容器密闭，以防止尘土及异物进入。

▷ 密封：系指将容器密封，以防止风化、吸潮、挥发或异物进入。

▷ 熔封或严封：系指将容器熔封或用适宜的材料严封，以防止空气与水分的侵入并防止污染。

▷ 常温：系指 10~30 ℃。除另有规定外，贮藏项未明确规定贮存温度的一般系指常温。

▷ 阴凉处：系指不超过 20 ℃。

▷ 凉暗处：系指避光，并且不超过 20 ℃。

▷ 冷处：系指 2~10 ℃。

▷ 干燥处：系指贮存和保管药品的处所不潮湿，没有水分或水分很少，即药品贮藏处的相对湿度应在 45%~75%。

当我们学会看药品说明书中的贮藏项后，便能正确储存药品，防止药品失效。

● 一些常见药品的贮藏条件及注意事项

▷ 硝酸甘油片：贮藏要求为遮光、密封，在阴凉处保存。即使用棕色瓶子贮藏药品，不能随意更换其他容器，而且容器必须在不超过 20 ℃条件下密封保存。

▷ 眼药水和眼膏剂：以进口妥布霉素地塞米松滴眼液为例，贮藏要求为常温（10~30 ℃）直立保存，用后拧紧瓶盖，开盖 1 个月后须丢弃。眼膏剂开封后室温下最多可保存 2 个月，但如果出现明显颗粒或融化、出水现象，有败油臭等，不宜使用。

▷ 胰岛素注射液：精蛋白重组人胰岛素（诺和灵 30R）、甘精胰岛素、地特胰岛素、德谷胰岛素等，贮藏要求为 2~8 ℃（注意此处与"冷处"的规定不完全相同）保存在外包装内，勿冰冻。其次，注射装置切勿接触冰冻层或冰冻盒。开启后应常温保存，注意不同胰岛素开封后的使用时间有所不同：甘精胰岛素注射液为 4 周，精蛋白重组人胰岛素（诺和灵 30R）和地特胰岛素为 6 周，德谷胰岛素为 8 周。

▷ 栓剂：栓剂在温度过高时会出现软化、融化或变形的现象，影响药物的使用，因此需要在冰箱或阴凉处冷藏。如替硝唑栓的贮藏要求为遮光，密闭，在阴凉处保存。特别提示：卡前列甲酯栓的贮藏要求为遮光、密闭、低温（低于 −5 ℃）保存。

➡ 其他：从医院取回分装好的小袋药，应尽快服完，若是贵重药物则应放在密封性较好的小玻璃瓶中以防吸潮、风化。

有些药物包装内有棉球或者干燥剂，开封后应丢弃，否则它们会吸附水汽，更容易使药品潮湿变质。

冷藏药品切勿冷冻，冷冻后会改变药物制剂的形态，引起不可知的变化，影响药物疗效，甚至导致药物无法使用。以滴眼液为例，滴眼液中的辅料或者活性成分可能因为温度降低而析出，并以晶体的形式存在，导致药物分布不均匀而失效，而且滴入眼中会对眼球造成物理损伤。此外，对于混悬剂、乳浊剂、凝胶剂、乳膏剂一类制剂，冷冻会直接导致药物出现分层、原辅料析出等情况，影响药效。

除了在有效期、贮藏要求下储存之外，若发现药物发生霉变、变色、沉淀、裂开、变质等情况，也不能再使用，应丢弃。

药品有效期知多少

　　大家家里都会备一些常用药品，长期储存的药品往往会因为遗忘或保存不当而导致过期失效。药品有效期是什么意思？如何确定家里的药品有没有过期？今天就带大家了解一下药品有效期的相关知识吧。

　　● 什么是药品有效期？

　　药品有效期是指药品在规定的贮存条件下保证药物质量的期限，通常标注在药品的包装和说明书中。需要注意的是，药品得在规定的贮存条件下保存，并且保持未开封的状态才能保证有效期内的药物质量。

　　● 如何识别药品有效期？

　　大部分药品标示的都是"有效期至"，这种标识比较直观，能直接显示可以用到哪天。

　　⇨ 直接标明有效期到日

　　例如"有效期至：2022 年 11 月 11 日""有效期至2022-11-11"，都表示该药品可以使用到 2022 年 11 月 11 日。

⇨ 直接标明有效期到月

例如"有效期至：2022 年 11 月""有效期至 2022-11"，都表示该药品可以用到 2022 年 11 月 30 日。

⇨ 有一些药品标注的是失效期

失效期是指到某个时间药品就"失效"不能用了。例如"失效期到 2022 年 11 月 11 日"指可以使用到 2022 年 11 月 10 日，"失效期到 2022 年 11 月"指可以用到 2022 年 10 月 31 日。也有部分药品仅标识生产日期和有效期月数或年数，这类就需要通过生产日期和有效期来推算。

● 不同药品的使用期限

药品未开封时要看有效期，药品一旦开封，空气中的氧气和水分会影响到药品的理化性质，就不能按照有效期来使用了。不同包装、不同质地、不同剂型的药品在开封后的使用期限也是不一样的。

⇨ 有独立包装的药品

如板装的片剂、胶囊等，它们都分装在独立的空间里，不会与外界接触，在不撕开铝箔的情况下使用期限与药品有效期一样。药师建议，这类药品在分装时最好将包装一起剪下，不要破坏铝箔，这样才可以更好地保存药品。

⇨ 非独立包装的片剂、胶囊剂

一般建议开封后半年内用完。如果药品出现外观、颜色等性状的改变（比如片剂表面出现花斑、霉点、粘连、气味异常，胶囊剂表面软化或粘连），就不要再使用了。需要注意的是，药瓶里往往会塞有棉花或吸潮纸，开封后最好将其扔掉，因为它们在开封后会吸收空气中的水分，反而增加瓶中药品受潮的可能性。

⇨ 糖浆剂

该类药品中含有糖分，易滋生细菌而变质，开封后不宜久放，可以室温保存 1~3 个月。糖浆剂不宜冷藏保存，温度过低会使糖分析出结晶，药品稳定性受到破坏。储藏过程中如果发现发霉、沉淀的情况，就不能再服用了。

⇨ 软膏剂

一般可在室温下存放 2 个月，当出现外观、气味等性状上的改变时，就不能再使用了。

⇨ 眼用、鼻用或耳用制剂

如果说明书里有标注，以说明书为准；说明书中若无标注，开封后使用最多不超过 4 周。

✗ 误区三：为让孩子早日康复擅自给孩子联合用药

很多家长认为药吃得多病好得快，于是中药加西药，让孩子多种药一起吃。药物进入体内都要经由肝脏代谢、肾脏排泄，由于儿童的肝肾功能还不健全，联合用药可能造成肝肾损伤甚至肝肾中毒。儿童联合用药一定要遵医嘱。

✗ 误区四：症状消失后自行给孩子停药

药物治疗疾病需要一个过程，症状消失并不代表疾病痊愈，自行停药很不科学。特别是服用抗生素时，自行停药不仅可能让疾病卷土重来，还会产生耐药性。

✗ 误区五：滥用维生素

维生素在宝宝的生长发育中不是随意服用、多多益善的。不少维生素有一定的不良作用甚至毒性反应。比如婴幼儿服用维生素 A，一次剂量超 30 万国际单位，可引起急性中毒。此外，维生素最好不要空腹服用，可能诱发尿路结石等。

● 儿童用药需注意

⇨ 儿童不是成人的缩小版，应结合儿童的不同生长发育时期，慎重选择药品。

⇨ 药品选择应少而精，联合用药要控制。

⇨ 切忌为求速效，滥用药物，如抗菌药、解热镇痛药等。

⇨ 认真阅读药品说明书，特别要注意药物的禁忌项、慎用项、注意事项、不良反应和药物间的相互作用等事项。如有疑问要及时咨询医生或药师。

⇨ 用法用量要精准，要尽量选择儿童专用剂型药物。

⇨ 用药方法须得当，能口服不注射。

⇨ 适当的喂药方式可提高药物治疗效果，而且可避免药物呛入气管发生危险。

⇨ 为儿童设置专用小药箱，药品存放要科学、合理，注意药品的保存条件，定期清理小药箱。

⇨ 不要盲目相信营养药、"海淘药"。

⇨ 按时为儿童接种免疫规划疫苗，是预防一些传染病最有效、最经济的措施。

儿童应用抗菌药物注意事项

孩子生病，家长着急。儿童医院的门诊上不乏追着医生开具抗菌药物的家长，甚至有的孩子得了感冒，家长就急切地要求医生给孩子打吊瓶、用抗菌药物，而且"越高级越好"。实际上，抗菌药物对于病毒性感冒并无作用，大量的医学研究结果也表明：应用抗菌药物既不能缩短病程，也不能防止细菌性并发症的产生。

一般来说，孩子得了感冒以后，早期只要好好休息，补充足量的水分和维生素，适当采用退热药等对症治疗措施，一般3~7天便可痊愈。只有当疾病有明确细菌感染证据时，才可应用抗菌药物。并且由于儿童的病理生理状况和成人有较大差别，因此在抗菌药物的使用上也存在不同，下面就给大家盘点一下儿童细菌感染时应用抗菌药物有哪些注意事项。

● 儿童不能使用哪些抗菌药物？

很多抗菌药物会影响儿童、青少年的生长发育，应避免使用。如氧氟沙星、诺氟沙星等喹诺酮类药物，会影响软骨发育，应避免用于未成年人；多西环素、米诺环素等四环素类药物，易引起牙齿色素沉着、牙釉质发育不全，8 岁以下儿童禁用；庆大霉素、阿米卡星等氨基糖苷类药物有耳毒性、肾毒性，儿童应谨慎使用。新生儿应用抗菌药物后可能发生的不良反应见表 4。

表 4　新生儿应用抗菌药物后可能发生的不良反应

抗菌药物	不良反应	发生机制
氯霉素	灰婴综合征	肝酶不足，氯霉素与其结合减少，肾排泄功能差，使血游离氯霉素浓度升高
磺胺药	脑性核黄疸	磺胺药与胆红素竞争血浆蛋白结合部位
喹诺酮类	软骨损害	不明
四环素类	齿及骨骼发育不良，牙齿黄染	药物与钙络合沉积在牙齿和骨骼中
氨基糖苷类	肾、耳毒性	肾清除能力差，与遗传因素、药物浓度等有关
万古霉素	肾、耳毒性	同氨基糖苷类
磺胺药及呋喃类	溶血性贫血	新生儿红细胞中缺乏葡萄糖 -6- 磷酸脱氢酶

● 新生儿应用抗菌药物注意事项

⇨ 新生儿肝、肾功能未发育成熟，机体对药物的代谢和清除能力较差，因此应避免选择毒性较大的抗菌药物，如氨基糖苷类、糖肽类等。

⇨ 新生儿肾功能尚不完善，青霉素类、头孢菌素类等主要经肾脏排出的抗菌药物，在肾功能不完善时可在体内蓄积导致不良反应的发生，因此需要减量应用。

⇨ 新生儿的组织和器官随时间日益成熟，变化较儿童和成人大。因此使用抗菌药物时需要严格遵医嘱，按照日龄调整给药方案，不能自行按照同一剂量服用或随意改变剂量。

● 静脉应用抗菌药物比口服给药更有效吗？

静脉输液在治疗某些疾病和挽救患者生命方面有着不可替代的作用，但静脉输液属有损操作，药物直接入血，与其他给药途径相比，其风险相对较高，所以世界卫生组织倡导"能口服不肌注，能肌注不输液"的给药原则。

　　临床上，对于轻、中度细菌感染的大多数患者，首选口服吸收良好的抗菌药物品种，不必采用静脉输液或肌内注射给药。所以家长们不要再追着医生开具注射用的抗菌药物啦。

　　儿童可选用的抗菌药物种类不多，在儿童使用抗菌药物时须更加谨慎，应严格做到有指征用药，并根据各抗菌药物的特点合理选用抗菌药物，制定适宜的给药方案，以提高疗效，降低不良反应发生率，减少或延缓细菌耐药的发生。

孩子发烧了，选布洛芬还是对乙酰氨基酚？

发热是指机体在各种因素的影响下引起体温调节中枢功能障碍时，体温升高超出正常范围，即体温升高超出一天中正常体温波动的上限。临床工作中通常将肛温≥38 ℃或腋温≥37.5 ℃定义为发热。体温的异常应视为疾病的一种表现。

日常生活中我们会提到低烧、高烧的概念。那么温度达到多少是低烧，多少又是高烧呢？以腋温为准，37.5~38.0 ℃为低热，38.1~38.9 ℃为中度发热，39.0~40.9 ℃为高热，≥41.0 ℃为超高热。

我们给孩子进行退热治疗的主要目标是减轻发热所致的不适，而不应将恢复正常体温作为退热治疗的主要目标。发热是一种生理机制，对抗感染和病情恢复有益。目前证据显示，发热本身不会导致病情恶化或神经系统损害，降温治疗不能降低发热性疾病的病死率，使用退热药的主要益处是改善患儿的舒适度，从而改善整体临床状况。

孩子发烧了选择哪种退热药呢？

对乙酰氨基酚和布洛芬是儿童常用的退烧药。

⇨ 对于≥2月龄需要使用退热剂治疗的大多数儿童，我们建议口服对乙酰氨基酚。对乙酰氨基酚的剂量为一次每千克体重 10~15 mg（最大单次剂量为 1 g），每 4~6 小时 1 次（24 小时内不超过 5 次），最大日剂量为每千克体重 75 mg，每天最多 4 g。

⇨ 对于≥6月龄的患儿，若同时需要退热和抗炎治疗，且水合状况良好，我们建议初始退热剂使用口服布洛芬。布洛芬的剂量为一次每千克体重 10 mg（最大单次剂量 600 mg），每 6 小时 1 次，最大日剂量为每千克体重 40 mg，每天不超过 2.4 g。

两种退烧药可以联合或者交替使用吗？

不建议同时或交替应用对乙酰氨基酚和布洛芬治疗儿童发热。单一成分的解热镇痛药与含有相同药物成分的复方感冒药联合使用，有重复用药甚至药物过量而致中毒的风险，因此这两类药物应避免联用。

退烧药怎么保存呢？

⇨ 对乙酰氨基酚混悬液开封前，遮光、密封保存可至有效期。开封后若冷藏保存，可保存 6 个月；如果保存在室温下，则只能保存 3 个月。

⇨ 布洛芬混悬液开封前，遮光、密封保存可至有效期。开封后应室温保存，而不是冷藏，可保存 3 个月。

我们需要认识到发热是疾病的表现，我们退热的目的是使患儿舒适感增加，及时就医查找发热的原因才是解决的根本之道。

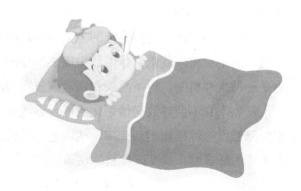

儿童糖尿病

糖尿病是一种由遗传因素和环境因素长期共同作用所致的慢性、全身性、代谢性疾病，以血浆葡萄糖水平增高为特征，主要是因体内胰岛素分泌不足或作用障碍引起的糖、脂肪、蛋白质代谢紊乱而影响正常生理活动的一种疾病。

尽管成人2型糖尿病有多种药物可供选择，但在儿童、青少年患者中，世界上大部分地区仅批准使用二甲双胍和胰岛素。目前临床中应用于儿童糖尿病的常见胰岛素有以下几类。见表5。

表5　应用于儿童糖尿病的常见胰岛素

胰岛素分类	胰岛素种类	适用年龄 / 岁	起效时间 /h	作用高峰 /h	作用时间 /h
速效胰岛素	门冬胰岛素	≥2	0.15~0.35	1~3	3~5
	赖脯胰岛素	≥12	0.15~0.35	1~3	3~5
	谷赖胰岛素	<18[a]	0.15~0.35	1~3	3~5
短效胰岛素	常规胰岛素	无限制	0.50~1.00	2~4	5~8
中效胰岛素	中性鱼精蛋白锌胰岛素	无限制	2.00~4.00	4~12	12~24
长效胰岛素类似物	甘精胰岛素	≥6	2.00~4.00	8~12	22~24
	地特胰岛素	≥6	1.00~2.00	4~7	20~24

注：a 表示安全性和有效性未定。

对于糖尿病儿童，除了要在医生的指导下规律用药外，合理饮食、规律运动、血糖监测也是控制血糖的重要手段。

⇨ 合理的饮食是控制糖尿病的关键。合理的饮食可以在保证儿童青少年正常生长发育的前提下，纠正已发生的代谢紊乱，减轻胰岛细胞负荷，从而延缓并减轻糖尿病及并发症的发生和发展。

⇨ 运动也是一个重要治疗手段。运动要注意调动儿童的兴趣和积极性，循序渐进，更要长期坚持。运动方式宜多采用一些既增加能量消耗又容易坚持的有氧运动项目，也可采用力量运动和柔韧性训练相结合的方式。有氧运动可选择快走、慢跑、上下楼梯、跳绳、打球、游泳、骑自行车、登山等。运动时间一般控制在 60 分钟左右，包括运动前的热身和运动后的整理活动。在达到应有的运动强度后坚持 20~30 分钟。

⇨ 血糖监测是糖尿病治疗的重要组成部分，根据监测记录，医生可以看到患儿的血糖控制情况，以此来调节胰岛素的用量以及治疗方案。

新生儿黄疸

新生儿黄疸是指新生儿由于胆红素代谢异常，超出了人体的代谢能力，引起体内胆红素水平升高，导致皮肤、巩膜及其他脏器黄染，是新生儿中常见的临床问题。可分为生理性和病理性两类，其中生理性黄疸基本可自行消退，病理性黄疸则需要根据病情予以治疗。生理性黄疸与新生儿胆红素代谢特点有关，几乎所有新生儿都会发生胆红素水平一过性正常升高，一般会在 1~2 周内消退。病理性黄疸一般有下列情形：①升高速度快，出生后 24 h 即出现黄疸，血清胆红素升高值每日超过 5 mg/dL 或每小时超过 0.5 mg/dL；②持续时间长，足月儿超过 2 周，早产儿超过 4 周仍不退，甚至出现继续加重、消退后重复出现等现象。新生儿黄疸若不能及时处理可能会引起中枢神经系统的损害，导致新生儿出现运动及智力障碍等严重后遗症，甚至死亡。

目前新生儿黄疸有很多有效的治疗手段，比如光疗、换血和药物等，住院的患儿主要采用光疗进行治疗。在未达到光疗标准时，可以先给予药物干预并密切观察。临床常用的中成药有茵栀黄口服液、清肝利胆口服液；西药有白蛋白、丙种球蛋白、苯巴比妥。益生菌可通过参与胆汁代谢减少胆红素肝肠循环，促进胆红素的转化和排泄，在综合治疗的基础上，辅助治疗可降低胆红素浓度，缩短黄疸持续时间。

在日常生活中，家长可以做的是：对新生儿的日常进行记录，例如精神状态、吃奶情况、反应活动、睡眠质量等。还应保证新生儿的生活环境干净整洁，需给予宝宝温馨安静的环境，光线应避免太暗，还应及时观察宝宝的皮肤颜色变化。加强喂养，宝妈要尽早开奶，可每隔3小时对新生儿进行一次哺乳，使宝宝尽早排便和增加大小便的次数，有利于胆红素排泄出体外。还需给予新生儿足够的水分，可通过新生儿的小便判断液体量是否摄入充足。可适当照射太阳，一方面可促进新生儿对钙元素的吸收，增强体质，另一方面太阳中的蓝光有利于退黄疸。在充足的光线下，仔细观察新生儿皮肤表面的颜色变化，判断病情的发展程度，若是皮肤黄染症状加重，则需要及时去医院检查。需要注意晒太阳时要避免光线直射新生儿的眼睛，以免对其造成危害，对视力产生不利的影响。

解热镇痛药你用对了吗?

每每换季,感冒盛行,常常伴随着发热、头痛等症状,这时可能就需要用到解热镇痛药了。那您了解这类药物吗?知道如何正确使用吗?

● 发热必须超过 38.5 ℃才能用药吗?

对于大于 2 月龄,体温超过 38.5 ℃,或因发热出现了不舒适和情绪低落的发热儿童,推荐口服对乙酰氨基酚退热;对于大于 6 月龄,体温超过 38.5 ℃的患儿,可以使用对乙酰氨基酚或布洛芬退热。对于体温≤38.5 ℃的发热,建议维持水、电解质平衡或采取物理措施降温,不需要服用药物。如果发热可能加重病情发展甚至威胁患儿生命,应充分评估退热治疗的获益与风险,及时解热,必要时尽早就医。

对于成人发热超过 38.5 ℃,或因发热出现了严重不舒适的患者,可以优先选择对乙酰氨基酚或布洛芬,如果发热的同时出现流鼻涕、打喷嚏等其他不适可以使用复方感冒药,如复方氨酚烷胺等。

● 妊娠期感冒发热能吃药吗？

十月怀胎，一朝分娩。在漫长的妊娠期间，不少孕妇可能都有过感冒发热的遭遇，这种情况到底能不能用药呢？

研究显示，母体的体核温度升高可以影响胎儿的细胞分裂，并导致神经管畸形、胎儿发育异常和先天性心脏病等。母亲体温较基础值升高 1.5~2.5 ℃即有致畸作用。也就是说在体温达到 38.5~39.5 ℃时，就存在相关风险。

那么妊娠期发热应该怎么处理呢？

⇨ 注意休息，适当补充水分，保持室内空气流通，避免继发细菌感染。

⇨ 体温不超过 38.5 ℃时，一般不需使用退热药。可通过温水擦浴、冷毛巾湿敷、使用冰枕等物理方法降温。

⇨ 体温超过 38.5 ℃且物理降温效果不明显，或发热导致患者有明显不适，应选用适当的退热药物进行治疗，首选对乙酰氨基酚，尽量避免使用其他解热镇痛药，必要时可咨询医生或药师。

● 解热镇痛药选用原则

⇨ 选择多样性：一般成人，除了对乙酰氨基酚、布洛芬，备选的还有双氯芬酸钠、洛索洛芬、安乃近等。

⇨ 选择个体化：妊娠期妇女应慎用，必要时可选择对乙酰氨基酚；儿童推荐使用对乙酰氨基酚、布洛芬，具体应根据年龄选择；严重肝肾功能不全者禁用解热镇痛药；胃炎、消化性溃疡患者可选用对乙酰氨基酚；有其他基础疾病的，应咨询医生或药师后用药。

⇨ 尽可能使用最低有效量、最短疗程：此类药物用于解热一般不超过 3天，用于镇痛一般不超过 5天，如症状未缓解应及时就医，不得长期服用。

⇨ 考虑药物的相互作用：避免同时服用 2种或 2种以上解热镇痛药。使用解热镇痛药，尤其是复方制剂时，应充分了解其成分，避免盲目使用而致重复用药或不良反应发生。如同时使用治疗其他疾病的药物，应咨询药师或医生，避免发生药物相互作用。

⇨ 服用注意事项：为减少不良反应，宜餐中或餐后服药（肠溶制剂除外），不宜空腹服用。如口服肠胃不能耐受，可选用其他给药途径，如肛塞等。用药期间，应多喝水，多食果蔬，戒除烟酒。

感冒发烧需要服用抗菌药物吗？

当您打喷嚏或者流鼻涕了，感觉自己感冒了的时候，第一反应是服用抗菌药吗？当您去医院就诊，医生只给您开具了抗流感病毒药物和对症处理药物，您会要求医生开具抗菌药物吗？你是否觉得抗菌药物就是消炎药，感冒发烧一吃抗菌药就能见效？

🔵 其实，以上看似普遍的公众认知都是用药误区

感冒，是流行性感冒的简称，是感染流感病毒引起的一种急性上呼吸道传染病，可引起发热、鼻塞、咳嗽、头痛、全身不适等症状，我国目前 90% 以上的感冒是由病毒引起的。抗菌药物仅仅是用来抵抗细菌的，它对病毒没有任何作用。如果滥用抗菌药物，不仅对治疗病毒性感冒没有任何效果，还会增加耐药性甚至产生毒副作用。也许您曾经感冒吃了抗菌药物后，很快就好了，但其实这不是抗菌药物的功劳，病毒感染本身具有自限性，也就是说依靠自己的抵抗力不治疗也会好，并非抗菌药物起了作用。

● 那什么情况下的感冒，需要使用抗菌药物呢？

答案就是：有明确的细菌感染的证据时，需要使用抗菌药。

一般来说，要符合以下几条：

▷ 病情严重：发热≥39 ℃，超过 3~4 天，有脓性鼻涕、嗓子红肿、脓痰等严重的症状或体征。

▷ 病情持续：超过 10 天无改变，持续流鼻涕、咳痰或咳嗽。

▷ 病情恶化：在典型的病毒性上呼吸道感染持续了 5~6 天并且初步改善后出现新的症状或体征（新发的发热、头痛、喘憋等）。

出现以上三种情况之一时，就需要及时就医，通过血常规等实验室检查判断是否存在细菌感染。

● 如果检查结果证明合并细菌感染，那下一步该如何选择抗菌药物呢？

一般上呼吸道细菌感染常见致病菌有金黄色葡萄球菌、链球菌等，以革兰氏阳性菌为主，因此首选一、二代头孢或大环内酯类抗生素等，如头孢拉定、头孢克洛、头孢呋辛或者阿奇霉素等，根据不同的年龄选择不同的药物和剂型。

抗菌药物不是"万能药"，更不能"包治百病"，大多数的感冒患者不需要服用抗菌药物。当感冒有发热症状或并发其他症状时，应及时就诊，在明确细菌感染，出现黄脓鼻涕又同时伴有发热和血白细胞增高等感染现象时，应在医生或药师的指导下选择合适的抗菌药物。

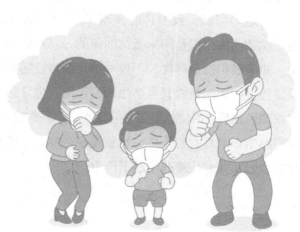

抗菌药物常见三大误区

✕ 误区 1：抗菌药物副作用大，用药疗程"见好就收"

常言道"是药三分毒"，有些人对待药物比较谨慎，觉得抗菌药有一定的毒副作用，甚至有些患者感到病情稍有好转就停药了。

如果在病情好转的时候停药，很可能细菌还没被完全清除，部分残余细菌再次增殖，会导致病情反复，对所用药物的耐受性增高，同样的药物效果就会变差。

因此，用药量要足，还要坚持按疗程用药，"蜻蜓点水"式地用药对治疗不利。治疗细菌感染需要一个合适的疗程，既要做到全程，足够清除致病菌，又不能过长，导致发生不良反应。及时就医，实验室检查能够帮助医生进行感染疗程评估，停药时间需要遵医嘱，切勿自己"见好就收"。

✕ 误区 2：选择抗菌药物时盲目追求"更高、更快、更强"

抗菌药物种类繁多，管理时按照安全性、疗效、细菌耐药性、价格等因素分为特殊使用级、限制使用级和非限制使用级三级管理。抗菌药物的选择上，没有越贵越好，只有合适的才是最好的,各种抗菌药物分工明确,各有所长,要在医生指导下进行选择。推荐根据情况优先选择非限制使用级的抗菌药物。轻、中度细菌感染首选口服给药,中、重度细菌感染可以选择静脉给药。

如使用某种抗菌药物疗效不好时,要先考虑是不是由于用量不足、用药时间短、给药途径不当、全身免疫功能差等因素,只要对这些原因予以调整和改善,疗效就会提高,切勿随意换药或者多种抗菌药物联合使用,造成用药混乱现象,这对患者有害无益。

✗ 误区3:抗菌药物就是"消炎药"

很多人管抗菌药物叫消炎药,其实此"炎"非彼"炎"。

抗菌药物治疗的"炎"是感染,诊断为细菌、真菌感染的患者方有指征应用抗菌药物;由结核分枝杆菌、支原体、衣原体等病原微生物所致的感染亦有指征应用抗菌药物。缺乏上述病原微生物感染证据,诊断不能成立者,尤其是病毒性感染,是没有指征应用抗菌药物的。

而消炎所指的"炎"不仅仅包括感染性炎症,还包括跌打损伤、过敏性疾病、病毒性感染等原因引起的炎症,反应在身体上会产生诸如红、肿、热、痛的临床表现,也就是炎症反应,多数情况不需要抗菌治疗。通常把非甾体抗炎药称为消炎药。

所以,抗菌药物不是消炎药。

下面教大家一个辨别药物是不是抗菌药物的小方法:查看药品说明书,若注明"适用于×××细菌引起的感染",那就是抗菌药物了。

抗菌药物使用要谨记:不自行买药,不轻易吃药,不随意停药,遵医嘱用药。正确认识抗菌药物,避免抗菌药物滥用,同时提高自身免疫力,才能从根本上保障自己与家人的健康。

咳嗽太难受了，要不要吃止咳药呢？

感冒所伴随的咳嗽常有自限性，通常可自行缓解。对一些慢性咳嗽可以短期应用中枢性镇咳药如右美沙芬（可引起嗜睡，用药期间谨慎驾车、高空作业）等。

支气管哮喘引起的咳嗽：使用平喘药、止咳祛痰药。

肺炎引起的咳嗽：往往持续咳嗽，较为严重，建议立即就医。

药物引起的咳嗽：停药或者换用其他药物治疗。比如降压药依那普利有咳嗽这个副作用，主要为干咳。如咳嗽得不到好转，应及时就医治疗。

此外，很多人咳嗽时都会吃复方甘草片这个药。复方甘草片主要作用是镇咳祛痰，它是复方制剂，其中甘草流浸膏镇咳祛痰，阿片粉镇咳，樟脑、八角茴香油稀释痰液，使痰易于咳出，所以更适用于湿性咳嗽。根据痰的多少可以区分干咳和湿咳，以每天痰量 >10 mL（约两矿泉水瓶盖）作为湿咳的标准。干咳的情况可单用镇咳药；湿咳应以祛痰为主，只用镇咳药会影响痰液排出，一旦痰里的病原体感染到肺，还会形成新的感染。各类诱因引发咳嗽时的处理建议见表6。

表6　各类诱因引发咳嗽时的处理建议

咳嗽诱因	处理建议
感冒	通常可自行缓解，慢性咳嗽可短期应用中枢性镇咳药
支气管哮喘	使用平喘药、止咳祛痰药
肺炎	建议立即就医
药物	在医生指导下停药或者换用其他药物治疗

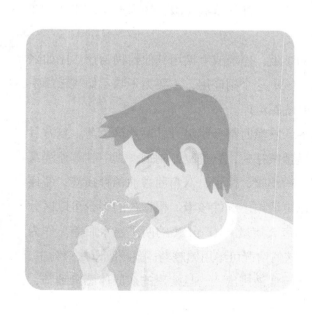

川贝枇杷膏该怎么用?

前几天老李咳嗽得很厉害,听邻居说川贝枇杷膏止咳效果不错,喝几天咳嗽就好了。老李就去药店买了一瓶,结果喝了几天,咳嗽并没有见好,反而更厉害了……

秋冬季是呼吸道疾病的高发季节,绝大多数患者都是病毒性感冒或合并细菌感染导致的咳嗽。咳嗽就喝川贝枇杷膏成为很多人的共识,甚至成了"网红药",但是川贝枇杷膏并不是"神药"。

● 它的成分有哪些?

川贝枇杷膏的主要成分包括川贝母流浸膏、桔梗、枇杷叶、薄荷。

● 它的功效是什么?

川贝母味苦、性微寒,可清热散结、止咳化痰;桔梗味苦、性平,可宣肺祛痰、利咽排脓;枇杷叶味苦、性微寒,可清肺化痰、下气止咳。所以川贝枇杷膏具有清热宣肺、化痰止咳的功能,适用于风热犯肺、痰热内阻所致的咳嗽痰黄或咳痰不爽、咽喉肿痛、胸闷胀痛,以及感冒、支气管炎见上述症状者。

◉ 适合治疗什么样的咳嗽？

适用于风热感冒引起的燥热咳嗽，主要表现为痰的颜色黄、比较黏稠。该药本身对病毒感染没有治疗效果。

◉ 对何种情况并不适合？

风寒咳嗽不宜用川贝枇杷膏来缓解症状。风寒咳嗽大多痰白，咳声重浊，流清涕，畏寒怕冷或肢体酸痛。川贝枇杷膏里的川贝母、枇杷叶性微寒，会导致病情加重。

◉ 有什么样的不良反应？

川贝枇杷制剂有恶心、呕吐、腹痛、腹泻、胃不适、头晕、皮疹、瘙痒等副作用。川贝枇杷膏的辅料含有麦芽糖，糖尿病病友服用后可能会引起血糖升高，所以不宜服用。

◉ 有哪些注意事项？

正在服用其他中药的病友，要注意药物之间的相互作用。川贝枇杷膏的川贝母与附子、草乌、川乌等同时服用，很可能会发生药性相克，带来副作用，甚至引起中毒。该药性偏凉，对于哺乳期、生理期妇女，如果服用太多川贝枇杷膏，可能会让婴儿或自身的肠胃不适。此外，服药期间要忌烟、酒及辛辣、生冷、油腻的食物。服药3天症状无缓解，应去医院就诊。

不管服用什么药，对症用药才可靠。每种药不可能人人都适用，别人用着管用的不一定适合自己，盲目跟风不可取。如果感冒咳嗽，用药前应该先咨询医生或药师。

反酸、烧心的人需注意什么？

有些人饭后可能有反酸、烧心的感觉,这是怎么回事呢? 平时有什么需要注意的呢? 反酸、烧心后又可以用哪些药物治疗呢?

什么是反酸、烧心呢?

反酸是指胃内容物反流入咽部或口腔,吐出酸水。烧心指胃部或胸骨后有烧灼感、口中有酸味儿,喉咙有时能感觉到反流的食物,是胃食管反流病最常见的症状。

反酸常伴烧心,偶尔一两次的反酸、烧心可能是因为进食过快或过多导致的,不必担心。但是经常反酸、烧心就需要提高警惕了。

饮食方面需要注意什么?

⇨ 避免食用辛辣的食物,如辣椒、大蒜等。服用辛辣的食物会加剧反酸、烧心的感觉。

⇨ 避免食用油炸食品,如油条、丸子等。油炸食品不容易消化,胃会自动分泌出更多的胃酸来帮助消化,使胃酸反流概率增加。

➯ 避免进食过多的粥。人们常说喝粥可以养胃，可是对于容易反酸的人来说，喝粥过多反而不利于养胃。喝粥后可能会刺激胃分泌出更多胃酸，而且，流质的食物更容易反流回来。建议喝粥要少量。

➯ 避免饮用浓茶、咖啡、酒等。对于容易发生反酸、烧心的人来说，饮用浓茶、咖啡等会增加胃酸的分泌，加剧不适的症状。

总之，对于容易反酸、烧心的人来说，需要改变不良的饮食习惯，饮食须清淡，避免油腻、酸甜、刺激性的食物。

● 治疗药物有哪些呢？

➯ 质子泵抑制剂：奥美拉唑、兰索拉唑、雷贝拉唑、泮托拉唑等。这类药物能够抑制胃酸分泌，促进食管黏膜损伤的愈合，缓解烧心、反酸等症状。服用此类药物的注意事项：质子泵抑制剂对食物刺激引起的胃壁细胞泌酸的抑制作用最有效，宜在早餐前 30~60 分钟服用。

➯ 组胺 H_2 受体拮抗剂：如法莫替丁、雷尼替丁等可以抑制胃酸分泌，能够起到较好的抑酸效果。

➯ 抗酸药：铝碳酸镁咀嚼片、氢氧化铝，可以起到中和胃酸、保护黏膜的作用，可以在短时间内缓解症状。

➯ 促胃肠动力药：甲氧氯普胺、多潘立酮、莫沙比利等。该类药物可促进胃排空，缓解症状。

一般来说，对于有反酸、烧心症状的人一般选用以上 1~2 种药物才能起到较好的治疗效果。但药师提醒，最好在医生或药师的指导下服用药物。

有反酸、烧心症状的人应改变不良的生活习惯，保持健康饮食、规律运动、放松心情。重要的是，反酸、烧心症状明显的人，应选用合适的药物，按时服用，如有疑问可及时咨询医生或药师！

得了便秘怎么办?

有一种"难言之隐",它叫便秘,便秘有多痛苦,怕是只有经历过的人才知道。也正是因为这样,便秘的人会尝试各种各样的办法来缓解:疯狂吃香蕉,大量喝蜂蜜水,每天使用开塞露……这些办法真的有用吗?好端端的怎么就便秘了呢?便秘了到底应该怎么办?

什么是便秘?

便秘是一种(组)临床症状,表现为排便困难和(或)排便次数减少以及粪便干硬。排便困难包括排便费力、排出困难、肛门直肠堵塞感、排便不尽感、排便费时以及需手法辅助排便;排便次数减少指每周排便 <3 次。偶发的便秘多因生活环境或工作节奏发生变化、临时用药的不良反应、受到刺激后情绪波动等所致,一般可自然缓解。而慢性便秘病程至少应为 6 个月。

便秘的种类有哪些?

便秘主要包括器质性便秘、功能性便秘、药物或其他疾病引起的便秘。

⇨ 器质性便秘是因器质性病变导致的便秘，包括肠道疾病如肠梗阻、肠道肿瘤或炎症，以及肠外疾病如糖尿病、甲状腺功能减退、神经系统疾病等。对于这类便秘，必须针对原发病进行治疗，原发病治愈或改善后，便秘可自愈。由糖尿病等无法治愈的慢性病引发便秘的患者，往往需要在控制血糖的同时，长期服用改善便秘的药物。

⇨ 功能性便秘，是最常见的，又称习惯性便秘或单纯性便秘。生活环境改变（如外出旅行等）、精神紧张（如学习、工作压力大等）、饮食不节、排便习惯不良等，均可导致功能性便秘。例如功能性排便障碍、便秘型肠易激综合征等。

⇨ 药物或其他疾病引起的便秘，主要是服用一些药物如阿片类药、拟交感神经药、含铝或钙的抗酸药、钙剂等影响胃肠道功能而造成的便秘。

● 引起便秘的常见原因有哪些？

⇨ 饮食结构不合理：低纤维素食物、水分摄入不足等。

⇨ 过度劳累，精神情绪变化（如抑郁、焦虑等）。

⇨ 运动过少，会导致肠道蠕动功能减弱，影响排便。

⇨ 不良排便习惯，憋便或长期使用排便药物等，可能形成习惯性便秘。

⇨ 有肠道疾病或糖尿病、垂体功能减退、甲状腺功能减退等病史的，也有可能引发排便障碍。

● 出现便秘，我们应该怎么办？

⇨ 基础治疗

调整生活方式，合理膳食，增加纤维素（25~35 g/d）的摄入；多饮水（1.5~2.0 L/d）；适度运动，避免久坐；养成良好的排便习惯。

⇨ 认知治疗

慢性便秘的危险因素包括高龄、女性、不良生活方式、不良饮食习惯、精神紧张、心理刺激等。加强患者的自身认知，及时调整心理和精神状况对便秘的治疗有重要帮助。

⇨ 药物治疗

便秘经过 4~8 周的基础治疗无效，可酌情选用相应药物治疗。可根据病情轻重及便秘类型选择药物。轻、中度便秘患者，可选用容积性或渗透性泻药，必要时联合使用；重度便秘患者经容积性和渗透性药物治疗无效时，可联合选用促动力药或促分泌药。治疗便秘常用药物的分类及特点见表 7。

表 7　治疗便秘常用药物的分类及特点

分类	特点及注意事项	代表药物
容积性泻药	滞留粪便中的水分，增加含水量和粪便体积，主要用于轻度便秘，服药时应补充足够的液体	欧车前、聚卡波非钙
渗透性泻药	肠内形成高渗状态，吸收水分，增加体积，刺激肠道蠕动，可用于轻、中度便秘患者	聚乙二醇、乳果糖
刺激性泻药	作用于肠神经系统，增强肠道动力、刺激肠道分泌。长期使用刺激性泻药可能导致不可逆的肠神经损害，建议短期间断使用刺激性泻药	比沙可啶
促动力药	作用于肠神经末梢，释放运动性神经递质、拮抗抑制性神经递质或直接作用于平滑肌，增加肠道动力，对慢性便秘有较好的疗效	普芦卡必利
促分泌药	刺激肠液分泌，促进排便	利那洛肽、鲁比前列酮
益生菌／益生元	通过调节肠道菌群，促进肠道蠕动和胃肠动力恢复，从而改善便秘症状。推荐作为慢性便秘的长期辅助用药	双歧杆菌、乳杆菌、枯草杆菌
灌肠药和栓剂	润滑并刺激肠壁，软化粪便，适用于粪便干结、嵌塞患者临时使用	甘油、复方角菜酸酯制剂

▷ 中医治疗

中医的辨证施治有可能使便秘的症状有所改善，如中药、手法按摩、推拿等，但缺乏疗效的评估，仍需有进一步的循证医学证据支持。

▷ 手术治疗

经保守治疗无效或明确有器质性疾病时，可考虑手术，应严格掌握手术适应证，术前应全面评估患者肠道功能及形态学异常。

腹泻了怎么办？

炎炎夏日，我们总是抵御不了冰西瓜的诱惑。吃瓜一时爽，一直吃瓜却不能一直爽，有时候会吃到腹泻，拉到腿软，那感觉苦不堪言。

● 上厕所次数多就是腹泻吗？

腹泻是指排便次数明显超过平时习惯（>3 次 /d），含水量增加（>85%），粪质稀薄，大便可伴有黏液、脓血或未消化的食物。既往认为慢性腹泻患者的排便量 >200 g/d，但因粪便的重量个体差异很大，正常人的粪便重量可能会超过这个值，因此不推荐将粪便重量作为腹泻的衡量标准。一般来说，急性腹泻病程为 2~3 周，而慢性腹泻病程 ≥4 周。

● 为什么会发生腹泻呢？

人体的肠道很长，不仅负责消化吸收，还会分泌大量的消化液。从进食到最后排便，其实是一个吸收与分泌博弈的过程。

正常生理情况下胃肠道参与机体水电解质平衡，每 24 小时约有 9 L 水分和电解质进入小肠，其中 2 L 来自饮食，

7 L 来自消化道和肝胆胰分泌的消化液，小肠可吸收其中 90% 的水分，仅有 1~2 L 排至结肠，结肠又可吸收其中 90% 水分，最终仅有 0.1~0.2 L 水分随粪便排出。如水分的分泌和吸收发生紊乱，粪便中水分增加，便可造成腹泻。

● 腹泻有很多种，它们都有哪些临床表现呢？

腹泻分急性腹泻和慢性腹泻。急性腹泻几乎都是感染导致的，慢性腹泻又分器质性腹泻和功能性腹泻等。不管哪种腹泻，都有着共同的临床表现。

⇨ 消化道症状：大便性状改变，如稀糊便、水样便、黏液便、脓血便；大便次数增多，每日 3 次以上，甚至 10~20 次 / 日；可有恶心、呕吐、腹痛、腹胀、食欲不振等症状。

⇨ 全身症状：发热、烦躁、精神萎靡、嗜睡，甚至惊厥、昏迷、休克，可伴有心、脑、肝、肾等其他器官系统受累表现。

⇨ 水、电解质及酸碱平衡紊乱：包括不同程度的脱水、代谢性酸中毒、低钾血症、低钠或高钠血症，也可有低钙血症、低镁血症。

● 出现腹泻后，我们应该怎么办呢？

腹泻的治疗原则：预防和纠正脱水、电解质紊乱和酸碱失衡，继续适量饮食，合理用药。

⇨ 补液治疗：纠正电解质紊乱和酸碱失衡。口服补液盐一直是最重要的应对腹泻的药物，尤其是现在新型的口服补液盐Ⅲ，除了可以补充水分和电解质，预防或纠正脱水，还有减少大便次数、减轻呕吐的作用。

⇨ 调整饮食：避免食用能诱发或加重腹泻症状的食物，尤其是不耐受的食物。不推荐高糖、高脂和高粗纤维食物。寒凉食物可能会加重腹泻。婴幼儿母乳喂养者继续母乳喂养，配方奶喂养者如有乳糖不耐受可选择低乳糖或无乳糖配方。

⇨ 调整生活方式和社会行为：如减少烟酒摄入、注意休息、保证充足睡眠。

⇨ 药物治疗：经上述处理无效，可酌情选用相应药物治疗。治疗药物包括解痉止痛药如山莨菪碱，腹泻严重者可视病因给予止泻药物如蒙脱石散，调节肠道微生态药物如双歧杆菌四联活菌片，中医中药辨证论治，等。

⇨ 症状严重且不能正确处理者，及时就医治疗。

蒙脱石该如何正确使用?

　　蒙脱石散为天然蒙脱石微粒粉剂,可吸附固定、抑制消化道内的病毒、病菌及其产生的毒素气体等,使其失去致病作用;对消化道黏膜有很强的覆盖、保护能力,可提高消化道黏膜屏障对攻击因子的防御作用;具有平衡正常菌群和局部止痛的作用。

　　本品只在肠道发挥作用,不会进入血液循环,用药后6小时左右会连同所吸附固定的攻击因子随消化道自身蠕动排出体外,所以不会影响肝肾功能,儿童可以放心使用。

　　口服用于治疗腹泻时首先将蒙脱石散1包(3 g)均匀分散在温水(50 mL左右)中,形成混悬液,服用时要注意搅拌均匀后及时服用,这样可保证前后服用的药物浓度一致。最好空腹服用,即在用药前后1~2小时之内,最好不要进食或饮水,避免蒙脱石散与食物发生黏附,影响药物在疾病部位的覆盖,这样药物方能更好地发挥作用。用法用量为:1岁以下,1日3 g,分3次服用;1~2岁,1日3~6 g,分3次服用;2岁以上,1日6~9 g,分3次服用;成人每次

3 g，1日3次。治疗急性腹泻时，首次剂量应加倍，还要注意纠正脱水。

　　临床上使用蒙脱石散治疗腹泻时，常常与抗菌药物或者微生态制剂联用。若蒙脱石散与抗菌药物同服，蒙脱石散在胃中对抗菌药物有强大的吸附作用，影响其吸收利用，导致抗菌药物的抗菌活性或效能降低。为保证抗菌药物的抗菌活性，蒙脱石散与抗菌药物联用时，一般建议先服用抗菌药物，间隔至少1~2小时，药物得以吸收后再服用蒙脱石散。蒙脱石散是一种物理吸附剂，将胃肠道内的细菌、病毒和毒素吸附掉，对肠道进行"清扫"后，再服用酪酸梭菌活菌散等微生态制剂有助于改善肠黏膜功能，促使酪酸梭菌在肠道内定植，促进肠黏膜修复并恢复肠道菌群平衡。当蒙脱石散与微生态制剂联用时，应先服用蒙脱石散，再服用微生态制剂，两者用药间隔至少2小时。如果蒙脱石散与抗菌药物、微生态制剂（益生菌）三类药物联用，应先服用抗菌药物，再服用蒙脱石散，最后服用微生态制剂，每种药的服用时间至少间隔1~2小时。

失眠药物怎么用？

相信不少人都经历过失眠吧，翻来覆去睡不着，好不容易睡着了，还特别容易醒，醒后再入睡很困难。今天就来了解一下失眠，正确对待失眠莫要慌。

我们平时说的失眠，主要有以下三种表现：

⇨ 入睡困难，躺下 30 分钟内无法入睡；

⇨ 睡眠维持困难，入睡后频繁醒来，且再入睡困难；

⇨ 早醒，比以往早醒 2 个小时以上。

我们要知道偶尔失眠对健康影响是不大的，不必太担心。但是如果连续 3 个月每周有 3 个晚上及以上出现睡眠问题，就达到了慢性失眠障碍的诊断标准了。

那么失眠到底该怎么处理呢？

🔵 养成良好的睡眠习惯

保持规律的作息时间，有比较固定的睡觉时间，切忌晚上熬夜，白天补觉。

睡前数小时，不要大吃大喝或进食不易消化的食物，避免使用兴奋性物质（如咖啡、浓茶、烟、酒等）。

睡前 1 小时不做容易引起兴奋的脑力劳动，如打游戏。

进行适当的体育锻炼，每天至少进行 30 分钟的有氧运动，每周至少 5 天，运动时间不要晚于睡前 1 小时。

卧室环境应安静、舒适，光线及温度适宜；使用遮光较好的窗帘，用空调、加湿器保持合适的温湿度。使用适合自己的枕头、床垫等；睡前可以听一些舒缓的音乐助眠。

药物治疗

⇨ 药物治疗失眠的总体原则：个体化、按需、间断、足量。

个体化：用药剂量应遵循个体化原则，小剂量开始给药，一旦达到有效剂量后不轻易调整药物剂量。

按需：需长期药物治疗的患者宜"按需服药"，即预期入睡困难时，在上床前 5~10 分钟服用镇静催眠药物；上床 30 分钟后仍不能入睡时服用；比通常起床时间提前 ≥5 小时醒来，且无法再次入睡时服用（仅适合使用短半衰期的药物）；当第 2 天日间有重要工作或事情时可于睡前服用。

间断：每周服药 3~5 天而不是连续每晚用药，注意抗抑郁药不能采用间歇疗程的方法。

足量：药物的使用要达到有效剂量，不要因担心不良反应而服用过小的剂量。

⇨ 常见失眠药物及其特点

总体来说，苯二氮䓬类药物潜在的依赖性、次日残留的镇静作用较强；非苯二氮䓬类药物对正常睡眠结构破坏较少，日间镇静及其他不良反应较小。见表 8。

表 8　常见失眠药物及其特点

药物类型	药物名称	半衰期	作用特点
苯二氮卓类受体激动剂	艾司唑仑片	10~24 小时	用于入睡困难和觉醒
	阿普唑仑片	12~15 小时	具有抗焦虑作用，对焦虑性失眠效果好
	地西泮片	20~70 小时	对于早醒和惊醒后难以再入睡较有效

（续表）

药物类型	药物名称	半衰期	作用特点
非苯二氮卓类受体激动剂	唑吡坦片	2.4 小时	适用于偶发性和暂时性失眠症
	佐匹克隆片	4.5~7.4 小时	短效，起效迅速，适用于入睡困难或者睡眠维持障碍
	右佐匹克隆片	约 6 小时	

对于特殊人群如儿童、孕妇、哺乳期妇女、肝肾功能损害患者、重度睡眠呼吸暂停综合征患者、重症肌无力患者不宜服用催眠药物，建议采用运动、冥想、行为干预等改善睡眠。

⇨ 换药与停药

换药：如果推荐治疗剂量无效、对药物产生耐受性或发生严重不良反应，应逐渐减少原有药物剂量，同时开始给予另一种药物，并逐渐加量，在 2 周左右完成换药过程。

减量、停药：当症状好转或病因去除后，逐步减量、停药以减少失眠反弹。

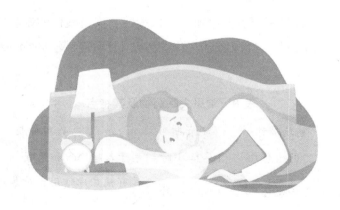

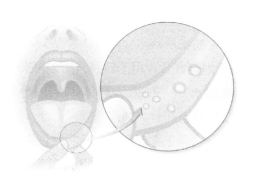

"口腔溃疡"到底是个什么病？
怎么治？

"内嘴唇"起了小白点，周围红红的，感觉痛痛的，吃饭不香了。没错，"口腔溃疡"了！下面我们就来说一说这个病。

口腔溃疡俗称"口疮"，是以口腔黏膜发生破损、疼痛为主要特征的一种常见疾病。一年四季都可发病，好发年龄为 10~30 岁，很多成年人都中过招。口腔溃疡常见的症状为唇、颊黏膜等处出现圆形或椭圆形的病损，单个或者数个，外观呈现灰白或者灰黄色，周围有红晕，中间凹进去，伴有烧灼样疼痛感，进食时加重，总结起来以"红、凹、痛"为基本特征。不过口腔溃疡有自愈性，多数 1~2 周可自行痊愈，预后较好，但易反复。

● 治疗口腔溃疡的药物

⇨ 复方氯己定含漱液：用于辅助治疗口腔溃疡。在早、晚刷牙后含漱 2~5 分钟。漱口后吐出药液，不能吞咽。长期用药可能导致口腔黏膜或牙齿变色、舌苔发黄、味觉改变等副作用。一般 5~10 天为一个疗程，连续使用最好不要超过 3 个疗程。用药期间如果需要使用其他含漱液，请至少间隔 2 小时。

⇨ 西地碘含片：用于口腔溃疡，每次 1 片，每日 3~5 次，用药半小时内尽量不要喝水、吃东西，以保持口腔内药物浓度，增加疗效。如果用药 5 天后症状仍然没有缓解，需停药就医治疗。长期含服西地碘，舌苔可能会变色，不用担心，这是正常现象，停药后颜色会自行消退。

⇨ 口腔溃疡含片（散）：用于复发性口腔溃疡。其中含片含服。规格为每片 0.3 g 的每次 1 片，1 日 2~3 次；规格为每片 0.8 g 的 1 次 1 片，每 2 小时 1 次，1 日 4~8 次。散剂需要外用，用消毒棉球蘸药擦患处，1 日 2~3 次。

⇨ 西瓜霜含片：用于防治口腔溃疡。每小时含化 2~4 片，服用期间忌烟酒、辛辣、鱼腥食物。

● 预防是关键

⇨ 均衡饮食。保证每天饮水量充足（1 500~2 000 mL），多吃苹果、胡萝卜、草莓等富含维生素和锌、铁等元素的食物，减少辣椒、大蒜等刺激性食物的摄入，同时避免食物过冷、过热，刺激口腔黏膜。

⇨ 养成良好的生活习惯。每天刷牙至少两次，饭后记得漱口，吸烟、饮酒均会诱发口腔溃疡，特别是对于反复出现口腔溃疡的人群，要适当减少烟酒的摄入。

⇨ 规律作息。保证良好的、充足的睡眠，避免熬夜。建议晚上 10 点前入睡。如果工作、学习任务重，晚间可适当补充酸奶、水果等，最晚不可超过 11 点入睡。

⇨ 保持好的心情。减少紧张、焦虑的情绪，通过听音乐、谈心、散步、运动等方式放松心情，如果情绪长期不稳定建议到正规医院的心理科寻求帮助。

⇨ 适度锻炼。根据自身情况，增加体育锻炼，增强抵抗力。

"烂嘴角" 了就抹红霉素?

季节交替之际, 很多人开始不敢张大嘴, 饭也吃不香, 关键还影响颜值。没错, "烂嘴角"了! 嘴角一烂, 不少人就用红霉素软膏来抹一抹, 这样做真的科学吗?

从医学角度来讲, 口角炎可以分为四种类型, 分别是感染性口角炎 (细菌、真菌、病毒等微生物引起)、接触性口角炎 (过敏反应引起)、创伤性口角炎 (环境干燥或者舔嘴角等不良习惯引起)、营养不良性口角炎 (缺乏维生素等引起)。只有细菌感染导致的口角炎使用红霉素才对症, 所以并不是得了口角炎就一定要用红霉素。

那么得了口角炎, 需要怎么处理呢?

⇨ 感染性口角炎: 对于细菌性感染, 可选择红霉素、金霉素软膏等抗细菌抗生素; 对于真菌性感染, 可选择咪康唑乳膏等抗真菌抗生素; 对于病毒性感染, 可使用阿昔洛韦乳膏等抗病毒药物。

⇨ 接触性口角炎: 建议明确过敏原并避免接触, 如果自己不明确对什么过敏, 可以去医院做过敏原筛查。

⇨ 创伤性口角炎：对于运动撞击造成的嘴角损伤，可适当局部涂抹云南白药或者使用西瓜霜喷剂。如果出现糜烂发炎，再选择合适的抗生素等药物治疗。如果家里或者办公场所干燥，可以放置一个加湿器或者增加绿植等，增加环境的湿度。有舔嘴角、撕扯嘴角干皮等不良习惯的人群，从现在开始要避免这些坏习惯。

⇨ 营养不良性口角炎：多摄取富含维生素 B_2 的食物，比如动物肝脏、蛋类等。注意饮食多样性，减少辛辣、过烫食物的摄入。

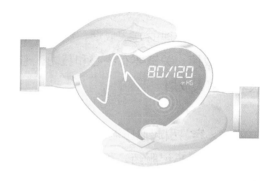

血压管理那些事儿

高血压是一种常见的慢性病，我国每四个成年人中就有一人患有此病。如果血压长期控制不佳，会引起脑卒中、冠心病、心衰、肾病等多种疾病。血压管理的那些事儿，几点事项要注意，"ABCDEMS"。

A. 酒精（Alcohol）

俗话说感情深一口闷。但是对于高血压的人来说，小酒喝一口，血压往上走。少量饮酒短时间内会使血压下降，但随后血压会升高。长期大量饮酒血压升高更为明显。建议不喝酒，以茶或水替代。

B. 体重指数（BMI）

身体越胖，心脏负担就会越大，血压就会随之升高。动物内脏、膨化食品、油炸食品、浓咖啡、浓茶，这些食物要少吃，适量摄入蔬菜、水果、豆类、鱼类、牛奶等。养成科学减肥的习惯，保证营养均衡，每顿饭脂肪一拇指尖，主食一拳头，每天水果一拳头，肉类一掌心，蔬菜一捧。

C. 香烟（Cigarette）

烟草中的尼古丁等有害物质会导致血管收缩，不但引起血压升高，还会增加患肺癌等疾病的风险。采取合理的方式戒烟，制定一个戒烟计划，逐步减少每天吸烟量，直至完全戒掉。关键要有决心和毅力，避免反复。同时要远离二手烟，也要积极劝阻别人戒烟。

D. 药物（Drug）

不吃药、多吃药、想吃就吃、想停就停，容易引起血压波动，对心、脑、肾等器官危害大。做到按时按量用药，如果担心忘记服药，可在手机上定一个服药时间闹钟。用药期间定期监测血压，如血压波动大或者没有达标，请及时就医治疗。

E. 运动（Exercise）

长时间看手机、久坐不起、体力活动少，会增加患高血压的风险。选择适合自己的运动方式，坚持长期适量运动，以微微出汗、心跳微微加快、次日不感到肌肉酸痛为宜。减少久坐时间，至少每1~2小时活动一下。和家人、孩子一起运动，共享欢乐时光。

M. 心情（Mood）

过度劳累、精神压力大、紧张、压抑、焦虑、心情差等情绪，会引起血压升高。通过适当运动、看书、购物、听音乐、多休息、多和人交流等方式调整自己的心情，缓解自身压力。规律作息，不熬夜。

S. 钠盐（Salt）

豆腐乳、榨菜、咸菜、辣酱，吃多了会升高血压。避免重口味，远离重灾区。使用限盐勺控制盐量，不能放盐后加糖控制咸味，更不能盐不够酱油凑。利用番茄、洋葱等蔬菜本身的风味，或者醋、苹果汁等调味汁来增添食物味道。每天少于一啤酒瓶盖食盐，高血压者再减半。"盐"多必失，和"高盐值"说再见！

血压高莫急，药师在身边。尽量不饮酒，茶或水代替；饮食要均衡，体重减一减；戒烟要彻底，避免二手烟；是药三分毒，用药合理点；手机早放下，运动要长远；心情放轻松，压力缓一缓；吃饭须清淡，"高盐值"再见。

高血压常见误区，勿踩雷！

高血压，被称为人类健康的"无形杀手"，长期血压控制不佳，会损害心、肾、脑、眼等重要器官。根据《中国高血压防治现状蓝皮书 2018》，我国 18 岁以上患病人数约 3.58 亿人，高血压的控制形势依旧严峻。今天我们就来说说血压那些事儿，看看常见的高血压误区你有没有踩雷。

✗ 误区 1：我没感觉，怎么会得高血压呢

提起高血压，很多人第一反应就是头晕、头痛。但实际上，高血压不一定有症状。这是因为大部分高血压患者的血压是逐渐升高的，在血压缓慢上升过程中机体逐渐产生耐受；也有可能随着年龄增长，身体功能减退，对血压升高并不敏感。所以仅凭感觉判断血压是否正常是不可靠的，正规血压监测是关键。

✗ 误区 2：我年轻，不会得高血压

任何年龄都可能得高血压，只不过是随着年龄增长，患高血压的风险也相应增加。受生活节奏快、精神压力大、高热量饮食、吸烟等影响，越来越多的年轻人患上了高血压，

所以不要因为年轻就放松警惕，年轻人也需要进行高血压筛查。

✗ 误区 3：有高血压，但因担心药物副作用而不想吃药

因为害怕药物副作用就放弃控制血压的想法是不可取的，要知道不治疗的高血压，比药物导致的副作用更危险！目前常用降压药物的副作用多是轻微的、可逆的。如果您使用一种降压药物有副作用或者不耐受，医生可以根据您的情况更换其他降压药物。

✗ 误区 4：血压高了有危害，血压低点无所谓

血压高的危害大家或多或少都知道，但血压值也并非越低越好。一方面，血压值过低会使全身血液灌注不足，导致大脑、心脏、肾脏等重要器官组织供血不足，轻者出现疲劳、乏力、头晕、记忆力减退、胸闷等，重者可诱发心脑血管意外、肾功能下降等。降压重在平稳，过度降压对我们的心、脑、肾等重要器官反而是一种伤害。

✗ 误区 5：血压高，我节食锻炼就好了

不可否认生活方式管理，确实能帮助预防或控制血压。改变生活方式主要包括减少钠盐摄入、合理膳食、控制体重、戒烟限酒、增加运动、减轻精神压力等。但如果严格生活方式管理 1 个月后血压控制仍不达标，或是中高危风险的高血压人群，应进行规范的药物降压治疗，仅依靠锻炼、改变饮食习惯等是不够的。

✗ 误区 6：血压低于 140/90 mmHg，就可以停药了

血压变正常是药物控制的结果，而不是已经"治好了"高血压，服药的重点在于平稳控制，自行停药可能导致血压再次升高。大部分高血压患者需要终身服药，可以在医生指导下根据血压情况调整药物用量，但不可自行停药。

✗ 误区 7：服药一两天血压没降下来，就认为无效

降压求稳不求快，大多数高血压患者应在 4 周内或 12 周内将血压逐渐降至目标水平。绝大多数的长效降压药需要 1~2 周才能达到最大和稳定的降压作用。

✗ 误区 8：只知道服药，不知道定期检查

不少患者认为吃着降压药物就可以放心了，而不去做定期检查。绝大多

数高血压患者需终身服药、定期检查，以便评价降压药疗效，监测靶器官损害。如果血压控制不理想，需要及时就诊，并在医生指导下调整用药方案。

✗ 误区 9：靠吃保健品控制血压

市面上充斥着各式各样的降压保健品，这类保健品通常都会宣称效果好、副作用小。但保健品没有经过专业的临床试验，疗效不确切，使用保健品代替正规药物，难以达到治疗目标，还会延误规范治疗的时间。

✗ 误区 10：降压药会产生依赖，一旦吃了就断不了

降压药本身不是成瘾性药物，身体不会对其产生依赖。但血压的平稳控制，需要规律服用降压药物，不能轻易停药，一旦停药，血压会反弹性升高，给血管带来更大损害。高血压往往需要终身用药来控制，从而避免高血压导致其他重大疾病发生，如脑梗死、心肌梗死等。

天气暖和了，降压药可以减量或者停用吗？

　　一些高血压病友发现夏天测得的血压比冬天测得的血压低一些，问可不可以减少降压药的用量或者停药呢？

　　我们要先明白血压和季节的关系。血压是在不断波动的，季节变换会影响血压水平。因为血压有"冷胀热缩"的特点。这是怎么回事呢？在寒冷的冬天，皮肤、血管因为环境温度低而收缩，导致血压升高；在温暖的春天和炎热的夏天，皮肤、血管因为环境温度高而扩张，致使血压降低。

　　那么天气变暖，会使血压降低多少呢，需不需要减药或者停药呢？有一位高血压病友，因为天气变暖，血压比冬天的时候降了一些，自己测血压也达标了，觉得血压正常了，就自行停药了。结果没几天，血压又升上来了，他只能重新把降压药吃了起来。

　　其实气温变暖时，虽然许多病友的血压会有下降趋势，但是下降幅度都不会太大，一般不需要减药或者停药。但是，个别病友如果血压降低明显或者出现了头晕、乏力、眼前发黑等症状，应及时测量血压并就医进行用药调整。

所以，天气暖和了，降压药也不能随意减量或者停用。

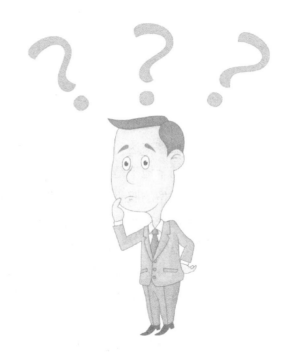

服用这两种降压药，这些事儿您应该知道

　　硝苯地平、左氨氯地平是同一类型的降压药，都是通过扩张血管来达到降压的目的，服用时该注意什么呢？

　　硝苯地平是一种常见的降压药，分为多种不同的类型，不同类型的服用方法以及降压作用等都会出现一定的不同。硝苯地平有片剂、胶囊、注射剂等多种类型，其中片剂用得相对更多，片剂也分为普通片、缓释片（Ⅰ、Ⅱ、Ⅲ）、控释片。普通片起效快，血压波动大，现在较少使用。缓释片一般每天服用 1~2 次，一般不能掰开服用，如硝苯地平缓释片Ⅰ、Ⅲ。但缓释片Ⅱ可沿片面"中心线"分开半片服用。三种缓释片之间较大的差别是规格，分别是 10 mg、20 mg 和 30 mg，吃药的时候一定要认清规格大小，保证用量正确。控释片每天服用一次即可，不可咬、嚼、掰开，其有效成分被吸收后，空药片会完整地经肠道排出。

　　再来看一下左氨氯地平。如果我们把左氨氯地平当作是一个"纯净物"，氨氯地平则是一个"混合物"，它包括左氨氯地平和右氨氯地平，就像人的左右手一样。其中，左氨

氯地平降压效果更好，作用时间更长。降压效果上，左氨氯地平的降压效果相当于氨氯地平的两倍。左氨氯地平一般为晨起空腹时服用，常用量是每天 2.5~5.0 mg，因为该药作用时间长，每天一次就能控制一天的血压，不用每天两次给药。

硝苯地平和左氨氯地平用药后可能会出现头痛、头晕、面部潮红等副作用，随着用药时间延长，大多数人能够耐受，通常不需要停药；两者还可引起足部水肿，可以通过减少用量、联用其他降压药来减轻症状；少数病友长期用药可能出现牙龈增生，一般需要换药。

利尿剂怎么用？

对于一些心衰、心肌梗死或者高血压等心血管疾病的患者，利尿剂可不陌生。那您了解为什么要服用利尿剂以及服用常见利尿剂的注意事项吗？

● 心血管疾病患者为什么要使用利尿剂呢？

不同疾病，使用利尿剂的原因不尽相同。对于高血压患者，使用氢氯噻嗪片，主要是通过减少血液中钠和水的量，从而减小动脉壁受到的压力，来达到降低血压的目的；对于充血性心力衰竭患者，主要是使用呋塞米、托拉塞米等减少肺淤血和下肢水肿；对于心肌梗死患者，主要是使用螺内酯，发挥其抑制心肌重构作用，改善患者长期预后。利尿剂分类见表9，常见口服利尿剂见表10。

● 利尿剂分为哪几种？

表9 利尿剂分类与作用机制

分类	代表药物	利尿效果	作用机制
袢利尿剂	呋塞米、托拉塞米、布美他尼	强效	通过抑制肾脏对尿液的浓缩过程，产生强大的利尿作用

（续表）

分类	代表药物	利尿效果	作用机制
噻嗪类利尿剂	氢氯噻嗪	中效	可减少肾脏对钠和水的重吸收而达到利尿效果，使肾脏产生的尿液中盐和水的量增加
保钾利尿剂	螺内酯、氨苯蝶啶、阿米洛利	低效	作用于肾远曲小管和集合管，常常与排钾利尿剂合用，可以加强利尿效果，并且预防低钾血症

◆ 常见的口服利尿剂

表 10　常见的口服利尿剂

口服利尿剂	每片常用规格 /mg	每日常用剂量 /mg	适用人群
呋塞米片	20	20~80	心力衰竭、肾功能不全患者
托拉塞米片	10	10~40	心力衰竭、肾功能不全患者
氢氯噻嗪片	25	25~50	心力衰竭、老年高血压、单纯收缩期高血压
螺内酯片	20	40~120	心力衰竭、心肌梗死后

◆ 服用利尿剂的注意事项

⇨ 一般建议上午服用，避免睡前服用，以免夜间排尿，影响睡眠。

⇨ 服用利尿剂后要注意观察尿量，若条件允许需记录尿量和每日体重变化，以便判断利尿剂的用量是否需要调整。

⇨ 利尿剂通常是安全的，但也有一些副作用，可能会出现高钾 / 低钾血症等情况，还可能会出现头晕、头痛、脱水、关节疾病（痛风）等，需注意遵医嘱定期监测血钾。

美托洛尔知多少

关于美托洛尔，相信很多冠心病患者都不陌生，美托洛尔可以减慢心率、减弱心肌收缩力、减少心肌耗氧量、减少患者心绞痛发作、增加运动耐量等，是治疗心血管疾病的常用药物。关于美托洛尔的小知识你又知道多少呢？今天就让我们揭开美托洛尔的神秘面纱，加深一下对它的了解吧。

● 哪些疾病有可能用到美托洛尔呢？

⇨ 高血压：美托洛尔是常用降压药之一，适合高血压合并心率偏快的患者。

⇨ 冠心病、心绞痛：美托洛尔可以减慢心率，减弱心肌收缩力，减少心肌耗氧量和心绞痛发作。

⇨ 心力衰竭、心肌梗死：改善心衰患者心功能，改善心肌重构。

⇨ 快速型心律失常：如期前收缩，房性快速心律失常，室上性快速心律失常。

● 美托洛尔的两种剂型有什么不同？

⇨ 酒石酸美托洛尔片为普通片剂，服用后吸收迅速，半衰期大约是3~5小时。因此通常每天需要服药2~4次，才能维持有效血药浓度。基于它的药物特点，酒石酸美托洛尔片主要用于需要迅速控制心率、血压的患者。

⇨ 琥珀酸美托洛尔缓释片，为长效缓释制剂，服用后药物几乎以恒定速度缓慢释放，药效持续时间大约为20小时，所以每天服用一次即可。主要用于高血压、冠心病等需要长期服药的患者。

除此之外，两种剂型的不同之处主要体现在下图所示的几个方面。

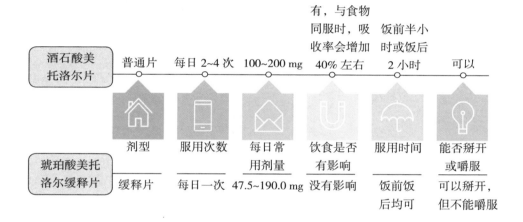

酒石酸美托洛尔片	普通片	每日 2~4 次	100~200 mg	40% 左右 有，与食物同服时，吸收率会增加	2 小时 饭前半小时或饭后	可以
	剂型	服用次数	每日常用剂量	饮食是否有影响	服用时间	能否掰开或嚼服
琥珀酸美托洛尔缓释片	缓释片	每日一次	47.5~190.0 mg	没有影响	饭前饭后均可	可以掰开，但不能嚼服

◉ 哪些人群不适合使用美托洛尔？

⇨ 窦性心动过缓者；

⇨ 二度和三度心脏传导阻滞者；

⇨ 收缩压 <100 mmHg 者；

⇨ 中度至重度心力衰竭的患者；

⇨ 对美托洛尔过敏者。

◉ 服药的其他注意事项

⇨ 用量因人而异

美托洛尔整体的用药原则是从小剂量开始，逐渐加量到理想剂量。理想剂量因人而异，是根据每个人的血压和心率决定的。因为每个人的病情不一样，基础心率不一样，对药物反应也不一样，所以每个人的合适剂量也就不一样。需要加量至心率达标，目标心率一般是休息时 55~60 次 / 分。

⇨ 不可突然停药

长期使用美托洛尔会导致心脏的 β 受体应答增加，如果突然停药，有可能出现"停药反跳"现象，引起血压骤升与心动过速，有可能诱发心脑血管疾病。所以在需要停药时，注意整个停药过程至少需要 2 周时间，逐渐减量，直至停药。

好好的降压药，怎么就成违禁药物了呢？

说到运动，我们会想到一个词——兴奋剂。兴奋剂是指能够提高神经兴奋性的一类物质。虽然很多药物没有直接刺激神经的作用，但可能会影响比赛的公平性，因此国际奥委会将具有兴奋作用以及可能影响比赛公平的药物，统称为违禁药物，其中就包括一些降压药。

● 降压药成了兴奋剂？这是怎么一回事呢？

比如利尿剂氢氯噻嗪，它是治疗高血压的常用药物，本身不具有直接刺激中枢神经系统的作用，那为啥是违禁药物呢？一是它具有利尿作用。通过大量排尿，可以快速减轻体重。像是举重、拳击等项目，是按照体重量级来分组的。如果运动员赛前服用了氢氯噻嗪，就会影响比赛的公平性了。二是它具有掩饰作用。对兴奋剂的检查主要是通过尿检，如果运动员服用了兴奋剂，再服用氢氯噻嗪，可以通过大量排尿降低尿液中兴奋剂的含量，从而避免被药检检出。基于上述两点原因，氢氯噻嗪被列为违禁药物。

不只是它，其他的降压药，β受体阻滞剂比如普萘洛尔、美托洛尔等，也没能"幸免于难"。这类药不但不会刺激中枢神经，还会减慢心率，那运动员为啥就不能用了呢？像是射击、体操等项目，对运动员动作稳定性要求比较高，这类药能够减慢心率，运动员服用后能稳定自身情绪，减少身体抖动，有利于提高动作的稳定性，这会影响比赛的公平性，所以也被列为违禁药物。

● 对于高血压病友来说，还能用这两类降压药吗？

以上两类降压药，对于高血压病友来说，可不是"禁药"。氢氯噻嗪具有导致低血钾、影响糖脂代谢、引起尿酸升高等副作用，用药期间注意定期监测血钾、血糖、血脂、尿酸等指标，平时可多喝水，适当食用香蕉、坚果等富含钾的食物。最好在下午6点前服药，以免夜间排尿影响睡眠。在使用普萘洛尔、美托洛尔等药物期间，可能会出现眩晕、疲乏等症状，应尽量避免开车；坐着或躺着后迅速起身，可能出现头晕或晕倒等症状，需要缓慢起身。此外，不要擅自停药，突然停药会引起症状恶化或副作用的发生。如果需要停药，整个停药过程一般需两周时间。

血糖管理那些事儿

糖尿病是一种常见的慢性病，我国每十个成年人中就有一人患有此病。如果血糖长期控制不佳，会引起视网膜病变、心血管疾病、糖尿病肾病等多种疾病，严重影响糖友的生活质量。血糖管理的那些事，几点事项要注意，"ABCDEFG"。

A. 酒精（Alcohol）

饮酒注意量，好喝莫贪杯。大量饮酒短期会造成低血糖，长期会引起血糖升高。建议以茶、水替代，特殊情况必须饮酒，啤酒一瓶或红酒一小杯，女士减半。避免空腹饮酒，以防诱发低血糖。

B. 体重指数（BMI）

菜肴诱惑大，切记管住嘴。控制食物总量，少食多餐，每顿饭少吃两口。科学减肥，不可采用不吃主食、不吃早饭等饥饿办法，要保证均衡饮食，每顿饭脂肪一拇指尖，主食一拳头，每天水果一拳头，肉类一掌心，蔬菜一捧。

C. 监测（Check）

血糖控制好不好，不能跟着感觉走。家中准备一个血糖仪，血糖勤监测。做一个血糖监测时间表，及时记录血糖值。随身带糖果，当发生低血糖症状时，及时进行补充。

D. 药物（Drug）

是药三分毒，合理用对药。有的糖友觉得吃饭吃多了，就加大药量，这种做法是不可取的，因为多吃药会增加药物的副作用。在此，药师提醒您：药品千万种，安全第一条。

E. 运动（Exercise）

手机乐趣多，还需迈开腿。沉醉在手机里的时间多了，活动的时间少了，不利于血糖的控制。有时间多陪伴家人、孩子，选择适合自己的运动方式，每周活动四五天，每次活动半小时，不可三天打鱼，两天晒网。

F. 心理（Feeling）

情绪少波动，保持平常心。各种压力、负面情绪，会引起血糖升高。可通过运动、听音乐等方式来释放自身压力，多和亲人、朋友倾诉来调节情绪，要相信一切都是最好的安排。

血糖管理那些事，几点事项要当心。限制饮酒莫贪杯，控制体重管住嘴；规律监测血糖稳，合理用药记得准；坚持运动迈开腿，平衡心理生活美。掌握 ABCDEF，血糖管理就 Good！

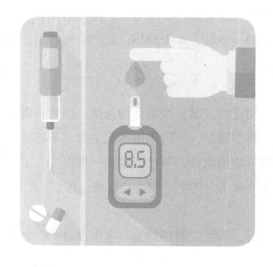

糖友用药十大误区，你中招了吗？

药物治疗是降糖的手段之一，大部分糖友需要终身服药。许多糖友在药物治疗过程中，存在一些应用误区，从而影响疗效。糖友常见的用药十大误区有哪些，你有没有中招呢？

✕ 误区 1：降糖药越贵越好

糖友：越贵的降糖药，降糖效果是不是越好呢？

解答：不是。降糖药的疗效不能用价格来评估。糖友需要根据自身病情、经济条件等来选择，不必刻意跟风追求"贵药"，适合自己的才是最好的。

✕ 误区 2：胰岛素越晚用越好

糖友：我听说打胰岛素会上瘾，是不是越晚用越好呢？

解答：不是。胰岛素是具有降糖作用的蛋白质，没有成瘾性。如果病情需要，应尽早使用，可以有效地控制血糖，大大减少并发症的发生。因为口服胰岛素进入胃肠道会失去活性，所以目前主要通过注射给药。

✕ 误区 3：一直吃着药，血糖不用经常测

糖友：我一直吃着降糖药，平时没啥不舒服，不用经常

测血糖吧？

解答：需要。血糖控制得好不好，不能跟着感觉走。定期监测血糖，能了解服药效果，方便调整或更换药物。家中最好准备一个血糖仪，同时做一个血糖监测时间表，及时记录血糖值。

✗ 误区 4：饭吃多了，降糖药多吃点就行了

糖友：我有点嘴馋，有时管不住嘴，吃多了增加药量总行吧？

解答：不行。不能完全依赖药物降糖，控制饮食是糖尿病治疗的前提，任何时候都不能松懈。过量饮食会加重胰岛负担，加重病情。增加药量可以增强降糖效果，但是也会增加药物的副作用，尤其容易发生低血糖。

✗ 误区 5：多运动就不用吃降糖药了

糖友：我活动了两个多小时，今天的降糖药就不用再吃了吧？

解答：不可以。运动量过大，会有低血糖的风险。运动要适量，需要长期坚持下去，选择适合自己的运动方式，每周活动四五天，每次活动半小时，以微微出汗、心跳微微加快，第二天不感到肌肉酸痛为宜。

✗ 误区 6：降糖药少用几次没关系

糖友：我年纪大了记忆力不太好，降糖药少用几次没事吧？

解答：有影响。偶尔一次漏服对血糖影响不大，但是经常这样会引起血糖波动，影响治疗效果。如果工作忙或者记忆力差，可以在手机上设置闹钟，或者做一个服药时间表，贴在家里醒目的地方，方便自己看到。

✗ 误区 7：血糖不稳定就自己增减药量

糖友：最近血糖控制得不好，去医院太麻烦，自己加药量可以吗？

解答：不建议。随意增减降糖药用量，会加重病情或增加药物副作用，甚至影响生命安全。如果血糖波动较大，控制不稳，应该尽快就医。

✗ 误区 8：降糖药晚用一会儿不影响

糖友：我工作比较忙，经常不按时用药，晚服一会儿影响不大吧？

解答：有影响。药物不同，起效快慢、作用特点、用药时间可能都不相同。如果不按照正确的方法用药，很可能会引起血糖波动。

✗ 误区 9：用几天降糖药效果不好就换药

糖友：我用这个药好几天了，血糖还是没降下来，是不是该换药呢？

解答：别着急。先了解自己用药的时间、用量是否正确。有的降糖药需要"等"几天甚至一两周才能表现出好的降糖作用，是否需要换药，要听取医师或药师的建议。

✗ 误区 10：中药偏方能根治糖尿病

糖友：朋友说有个中药偏方，吃三个疗程就能根治糖尿病，我要不要试试？

解答：别信。糖尿病是一种慢性终身性疾病，无论是西医还是中医，目前都不能根治。有些小广告、媒体中宣称的根治糖尿病的偏方，纯属无稽之谈。

十大用药误区点，各位糖友要避免。用药误区莫中招，合理用药是关键！

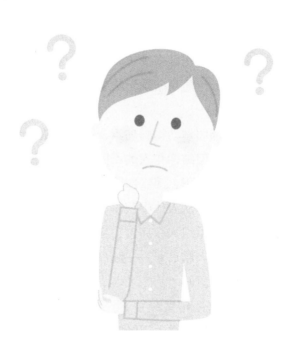

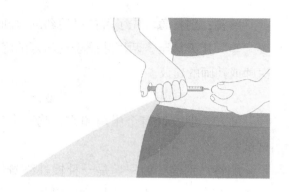

我的名字是胰岛素

我的名字——胰岛素。胰腺就是我的家，我像一把金钥匙，开启人体细胞的大门，把葡萄糖带进门里面，为人体提供能量。如果钥匙太少（胰岛素缺乏）或钥匙打不开锁（胰岛素抵抗），葡萄糖就无法进入大门，血糖就会升高。

🔵 我的历史三部曲

第一部曲是动物胰岛素，主要是从猪、牛身体中获得，价格便宜，但结构和人的不同，很多人注射后会出现过敏反应，现较少使用；第二部曲是人胰岛素，通过基因重组或生物合成等技术从人体中获得，其结构与人体分泌的胰岛素完全相同，如重组人胰岛素、生物合成人胰岛素；第三部曲是经过改造的人胰岛素——胰岛素类似物，如门冬胰岛素、甘精胰岛素等。

🔵 我是一种蛋白质

当我被口服进入胃肠道时会变性和分解，从而失去活性，因此目前主要通过皮下注射。注射部位主要有腹部、上臂外侧、大腿外侧、臀部外上侧。这些部位下面都有一层可吸收胰岛素的皮下脂肪组织，而且神经分布相对少，注射时疼痛感不明显。注射部位要定期轮换，针头最好"一针一换"。

● 我的种类特别多

根据作用时间长短，分为长效、中效、短效、速效、预混多种剂型。长效如甘精胰岛素，需每天固定时间点使用；短效如生物合成人胰岛素，一般饭前半小时注射；速效如赖脯胰岛素，注射后可以马上进食；预混如门冬胰岛素30R，含有30%的门冬胰岛素和70%的精蛋白门冬胰岛素两种成分，注射前水平滚动和上下翻动各10次，使瓶内药液充分混匀后再注射。

● 我要正确来保存

未打开时我需要在2~8 ℃冷藏，避免日晒、冰冻。开启后常温下保存即可，保存时间1个月左右。乘飞机旅行时应将我随身携带，不要放在寄托的行李中。

● 我本没有成瘾性

很多人担心长期使用我会成瘾，用了就停不下来。其实我是具有降糖作用的蛋白质，没有成瘾性。是否需要我，应该用多少量，短期还是长期用，是由病情来决定的。尽早使用我，可有效地控制血糖，大大减少并发症的发生。为避免低血糖的发生，随身携带糖果，使用我后如出现虚汗、无力、心悸、饥饿感等低血糖症状，要及时补充含糖食物。

我的名字——胰岛素，请您把我来记住。我历史的三部曲，动物、人到类似物。我是一种蛋白质，皮下注射勿口服。我的种类特别多，长中短速和预混。我要正确来保存，当心低血糖光顾。我本没有成瘾性，降低血糖我胜出。

二甲双胍，我该怎么用？

　　山羊豆，也叫法国紫丁香，作为牧草，山羊吃了能增加产奶量，但是会发生低血糖症状。后来科学家研究发现，山羊豆里含有降血糖的"胍类"物质，经过化学合成，我——"二甲双胍"诞生了。

　　◎ 我该何时来服用？

　　我有普通型、缓释型、肠溶型三种外衣，也就是三种剂型。当我披上普通外衣，口服到达胃后，外衣很容易被破坏，我会被释放到胃里，容易引起腹泻、恶心等症状，为了减少这些不适，最好饭中或者饭后服用。披上缓释外衣的我，会在胃里缓慢释放，胃肠道不适会相对减少，最好也是饭中或者饭后服用。我披上肠溶外衣后，在胃里不容易被破坏，进入肠道外衣才会自动脱掉，饭前30分钟服用，能快速通过胃，不但减少了胃肠道不适，而且能尽快到达肠道发挥降糖作用。

　　◎ 我的用量是多少？

　　我有 0.25 g、0.50 g、0.85 g 不同大小，也就是有多种规格。如果每天吃 3 次 0.25 g 的，还不如吃 1 次 0.85 g

的剂量大，所以服药多少不能单单看用药数量。剂量要根据血糖的高低而定，血糖越高，用量一般就越大。为减少腹泻、恶心等副作用的发生，从小剂量开始，可以每天 500 mg 起步，根据血糖情况，可逐步增加至每天 2 000 mg 的最佳用量。

长期用我会贫血吗？

长期服用我会影响维生素 B_{12} 的吸收，有贫血的风险。大家可以每 1~2 年监测维生素 B_{12} 水平。如果维生素 B_{12} 不缺乏，1~2 年定期监测即可，平时可适当补充鱼类、蛋类、肉类等含维生素 B_{12} 较多的食物。如果维生素 B_{12} 缺乏，除了饮食补充外，还需适量药物补充，保持维生素 B_{12} 在正常水平。

我是否伤肝、伤肾？

我以原形随尿排出，不伤肝脏和肾脏。但是如果自身肝功能不好，则会影响乳酸的代谢，增加一种急性并发症"乳酸酸中毒"的风险，会严重影响身体健康。如果自身肾功能不好，同样会影响我排泄，增加乳酸酸中毒的风险。此外，做 CT 检查时，为显像效果，会用到碘造影剂，血管内注射碘造影剂，有急性肾衰竭的风险，和我一起使用，影响我排泄，增加乳酸酸中毒的风险。所以使用碘造影剂时，要暂停使用我。

能否用我来减肥？

对于肥胖的糖友来说，我既能降血糖，又能减体重，一举两得。但是单纯肥胖者盲目服用我是不可取的，一来国家还没有把我批准作为减肥药，减肥效果不确切；二来长期服用我可能会引起恶心、腹泻等不适。

我来源于山羊豆，降糖首选应用广。何时服用看剂型、小量起始慢加量。B_{12} 缺乏适当补，不伤肝脏和肾脏。不能作为减肥药，合理使用保健康。

心血管疾病患者怎么选择降糖药物？

我们知道降糖药物种类繁多，像胰岛素及其类似物、磺酰脲类促泌剂、二甲双胍类、α- 葡萄糖苷酶抑制剂、噻唑烷二酮类衍生物增敏剂、苯茴酸类衍生物促泌剂、GLP-1 受体激动剂、DPP-4 酶抑制剂、SGLT-2 抑制剂等都是降糖药物的主力军。这些药物各有特点，那么对于心血管疾病患者应该怎么选择降糖药物才能得到最大获益呢？

● 心血管疾病合并糖尿病患者降糖药物怎么选？

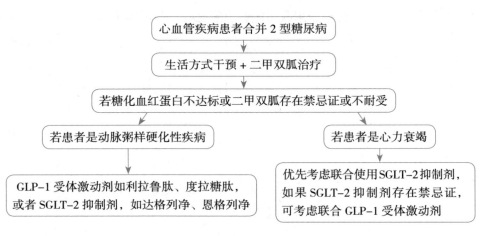

● 使用降糖药应该注意什么呢？

⇨ SGLT-2 抑制剂（SGLT-2i）

表 11   SGLT-2i 常见不良反应

常见不良反应	预防方法或注意事项
泌尿系统感染	患者在服药期间应适当多喝水，以减少感染概率，有泌尿生殖系统感染史的患者应更加重视。在使用 SGLT-2 抑制剂过程中，尤其是使用的第 1 个月，需要密切关注患者是否出现感染的症状（尿频、尿急、尿痛、血尿、发热、腰痛、下腹部不适等），及时就医并进行相关检查以明确有无感染。如发生感染，建议专科治疗并暂停使用 SGLT-2i
糖尿病酮症酸中毒	患者应用时注意摄入足够的水分和碳水化合物，胰岛素减量时要谨慎，避免饮酒等诱发因素；在急性感染、炎症或发热期间需停药；对于择期手术的患者，术前至少停用 24 h，剧烈运动前（如跑马拉松）也应至少停药 24 h
血容量不足、低血压	肾功能下降、老年人和基线收缩压较低的患者开始使用 SGLT-2i 时应谨慎。密切监测血压，必要时调整利尿剂和影响血压药物的剂量
骨折	对于存在易跌倒、骨密度降低或骨质疏松、高龄、酗酒、低体重、绝经后妇女、合并某些疾病（如电解质紊乱、癫痫、慢性阻塞性肺疾病等）、同时服用某些药物（如糖皮质激素、抗抑郁药、抗癫痫药等）等危险因素的患者，应谨慎使用此药，尤其是卡格列净
低血糖	SGLT-2i 单药治疗或与二甲双胍同时使用时，不增加低血糖风险；但在同时使用胰岛素或胰岛素促泌剂的患者中，低血糖风险增加。应对方法：监测血糖，适时调整降糖药剂量

⇨ GLP-1 受体激动剂（GLP-1RA）

表 12   GLP-1RA 常见不良反应

常见不良反应	预防方法或注意事项
胃肠道反应	恶心、呕吐、腹泻等胃肠道反应是 GLP-1RA 较常见的不良反应，一般随着治疗时间的延长而逐渐减轻。应对方法：临床使用可从小剂量起始，逐渐加量，不耐受者应停药并及时更改为其他治疗方案。GLP-1RA 所致的胃肠道反应可能会加重 2 型糖尿病合并严重胃肠道疾病（如重度胃轻瘫、炎症性肠病）患者的胃肠道不适，故此类患者不推荐使用

（续表）

常见不良反应	预防方法或注意事项
低血糖	GLP-1RA 单独使用极少发生低血糖，但与其他降糖药物（如磺脲类药物、胰岛素）联用时低血糖的发生风险增加。应对方法：GLP-1RA 联合其他降糖药时需要调整其他药物的剂量
急性胰腺炎	出于安全性考虑，不推荐有胰腺炎病史或高风险的 2 型糖尿病患者使用 GLP-1RA

⇨ 二甲双胍

表13　二甲双胍常见不良反应

常见不良反应	预防方法或注意事项
胃肠道反应	恶心呕吐、腹泻、食欲下降等胃肠道反应，一般发生在治疗早期（大多10周之内），多数患者可以耐受。应对方法：从小剂量起始，逐渐加量，适时调整剂量，非缓释制剂分次随餐服用，或改成 1 次 /d 的缓释制剂，这是减少胃肠道初期不良反应的有效方法
影响维生素 B_{12} 的吸收	长期应用二甲双胍可影响维生素 B_{12} 的吸收，造成维生素 B_{12} 的缺乏，导致巨幼红细胞贫血、神经病变及精神障碍。应对方法：长期服用二甲双胍的患者应注意定期进行相关血液检查，可通过补充口服维生素 B_{12} 片，避免此类不良反应的发生

血脂管理那些事儿

我国不到三个成年人中，就有一人患有高血脂，也称血脂异常。高血脂可导致动脉粥样硬化，使血管堵塞。通往脑部的血管堵了，容易导致脑卒中；通往心脏的血管堵了，容易导致冠心病。我们来说一说血脂管理的那些事儿，四个步骤要做对。

● 第一步：认识血脂指标

血脂主要包括总胆固醇（total cholesterol，TC）和甘油三酯（triglyceride，TG）。胆固醇包括低密度脂蛋白胆固醇、高密度脂蛋白胆固醇等。低密度脂蛋白胆固醇升高会加重动脉粥样硬化，甘油三酯升高容易引起急性胰腺炎，所以低密度脂蛋白胆固醇和甘油三酯都是"坏血脂"。而高密度脂蛋白胆固醇能清理血管垃圾，具有抗动脉粥样硬化作用，所以这个指标高了好。不同人群控制指标不同，一般 TC 正常值 <4.5 mmol/L，TG 正常值 <1.7 mmol/L。

● 第二步：健康的生活方式

有的人觉得高血脂了，只吃素不吃肉就行。其实血脂高低并不取决于吃素还是吃肉，影响血脂的因素包括饮食、运动、遗传因素、烟酒等。如果饮食不合理，只吃素也白搭。此外，吃素吃肉也是有讲究的。如粗粮、蔬菜、水果等，是健康的素食，要多吃；精制面包、馒头、饼干等，是相对不健康的素食，要少吃。像是鱼类，虽然属于肉类，但是对血脂有积极的调节作用。所以，血脂高不是一定非要吃素，要科学健康地吃，还要注意每顿饭七八分饱。

此外，要戒烟、限制饮酒、控制体重、适当运动。每周活动 5~7 天，每次半小时以上，做到微微出汗，要结合自身健康情况来控制运动时间和运动量。

● 第三步：及时药物干预

生活方式干预不达标，就需要药物这个有效的武器了。其中他汀类药物主要降低胆固醇，贝特类药物主要降低甘油三酯。贝特类和他汀类药物一起服用容易引发肌肉疼痛等副作用，一般在胆固醇、甘油三酯都高的情况下，才需要联合使用。

● 第四步：做好监测

血脂水平高不高，不能跟着感觉走。大部分人血脂升高，初期并没有任何感觉，须通过抽血化验才知道。药物治疗开始后 4~8 周复查血脂、肝功能等指标；若无特殊情况且血脂达标可改为每 6~12 个月复查 1 次；长期达标者可每年复查 1 次。此外，甘油三酯受饮食影响比较大，所以测之前的一天，不要吃油腻的食物，不然会造成测出来的水平偏高，影响判断。

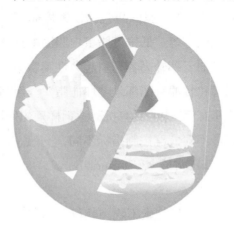

如何正确使用洛伐他汀?

所谓高血脂,就是血液中脂质含量过高,当控制饮食无法使血脂降下来的时候,就需要药物治疗了。我们一起来认识一下常用降脂药他汀类药物中的一员——洛伐他汀。

● 降血脂效果好不好?

不同降脂药没有好坏之分,关键看自身病情。不同种类、不同剂量的他汀,降低胆固醇的水平不同。

● 饭前还是饭后吃?

进食可促进洛伐他汀的吸收,可随餐服用。用药期间不要大量饮用西柚汁。

● 它不能和哪些药物一起服用?

洛伐他汀会经过肝脏代谢,与某些药物(如伊曲康唑、酮康唑、红霉素、克拉霉素)会有相互作用,增加药物作用,也可能会增加副作用。

● 它影响肝功能吗?

洛伐他汀口服后需要在肝脏酶的参与下才能发挥有效作用,这个过程可能会引起转氨酶的升高。一般转氨酶超过正常值 3 倍时，应避免使用。

⬤ 它影响血糖水平吗？

长期大剂量服用可能引起血糖升高，但它带来的好处远大于对血糖的影响，不需要过多担心。

⬤ 它还有哪些副作用需要注意？

可能引起便秘、胃胀、消化不良、肌肉疼痛等。如发生较严重的副作用，可在药师的指导下减少用量、隔日服用或换用其他药物。表 14 中列出了特殊人群是否可以使用洛伐他汀。

表 14　特殊人群是否可以使用洛伐他汀

特殊人群	是否可以使用
儿童、孕妇及哺乳期妇女	尚未确定患者用药的安全性和疗效
老年人	无须调整剂量
轻度或中度肝功能损害者	无须调整剂量
重度肝功能损害者	无相关数据
轻度或中度肾功能损害者	无须调整剂量
重度肾功能损害者	无相关数据
不同体重者	无须根据患者体重调整剂量

硝酸甘油怎么用？

提到硝酸甘油这个救命"小棕瓶"，相信很多冠心病病友都不陌生，它起效快、服用方便，是冠心病患者的"救命药"。那么下面几个关于硝酸甘油的问题你是否了解呢？

◯ 哪些人适合用硝酸甘油，哪些人不适合用硝酸甘油？

提到硝酸甘油的应用场景，大家第一反应就是和胸痛联系到一起。但不是有胸痛的表现就可以使用硝酸甘油，还要看是什么原因引起的胸痛。表15罗列了硝酸甘油的适用人群与禁忌人群，一起学习一下吧。

表 15　硝酸甘油的适用人群与禁忌人群

哪些人群适用硝酸甘油	哪些人群禁用硝酸甘油
已经确诊冠心病并存在心绞痛的患者	休克，虚脱或者低血压患者（收缩压 <90 mmHg）
有冠心病病史，曾行介入治疗或做过冠脉搭桥手术的患者	严重心动过缓或者心动过速者
发生过心肌梗死的患者	梗阻性肥厚型心肌病或者严重主动脉狭窄导致的心肌缺血或者心绞痛

（续表）

哪些人群适用硝酸甘油	哪些人群禁用硝酸甘油
容易发生心肌梗死的高危病人	既往 24 小时使用过西地那非等磷酸二酯酶抑制剂患者
有冠心病或冠心病高危人群遭遇应激情况时	有青光眼，脑出血病史的患者禁用

● 硝酸甘油怎么用？

硝酸甘油需要舌下含服，不可用水送服或者嚼服！这是因为舌下含服硝酸甘油，吸收率在 80% 左右，一般 1~3 分钟起效，5 分钟达到最大效果。如果用水吞服，不仅起效慢，而且肝脏对其有降解作用，只有 8% 的药物成分被吸收，使药效大打折扣，失去急救效果。

另外最好坐着含服硝酸甘油，因为站着会引起直立性低血压，诱发脑供血不足，出现头晕，甚至会引起晕厥；平卧位会因回心血量增加导致心脏负担加重，从而影响药物疗效。

● 硝酸甘油最多可以吃几片？

心绞痛发作时，立即舌下含服 1 片。如不见效，隔 5 分钟再含服 1 片。若 15 分钟内连服 3 次仍未缓解，有可能是发生了心肌梗死，需立即就医，以免延误治疗。切勿频繁加服，用量过大可引起面色潮红、心率加快、搏动性头痛、血压降低等副作用。

● 硝酸甘油怎么保存？

硝酸甘油需避光、密封、室温保存。硝酸甘油性质不稳定，遇热或见光后易分解失效，因此应放在棕色小玻璃瓶内，每次取药时应快开、快盖，用后盖紧，密闭保存。及时查看有效期，定期更换。虽然硝酸甘油有效期一般为 1~3 年，但因硝酸甘油挥发性很强，在频繁使用的情况下，应每 3 个月进行更换。心绞痛患者需随身携带，但尽量不要装在贴身口袋内，避免受体温影响加速药物失效，可放在随身包内。

● 其他注意事项

服用硝酸甘油有时会出现头胀、头内跳痛、心跳加快等症状。初次用药可先含服半片，以避免和减轻不良反应。长期连续服用可产生耐受性，停药 1~2 周后耐受性可消失。为克服耐受可采用：调整给药次数、给予最小剂量、间歇给药法、补充含巯基的药物如卡托普利等。

家庭常备药甲硝唑该如何正确使用？

甲硝唑是家庭常备药，虽然它的功能有很多种，但是不能因为牙痛、牙龈肿胀就擅自服用。现在我们就一起来认识一下甲硝唑这个药。

◉ 甲硝唑有什么用？

甲硝唑可以用于治疗滴虫病、厌氧菌感染等（妇科疾病如盆腔炎；口腔感染如牙周炎、口腔溃疡等），或与其他药物联合治疗消化道疾病等。

◉ 甲硝唑该怎么用？

需要注意的是，甲硝唑有多种剂型，如片剂、注射液、栓剂等。剂型不同，用途也是不一样的，具体如何使用还要咨询医师或者药师。

针对不同疾病，甲硝唑的用量也不同，所以要结合疾病类型，根据医嘱或者说明书的推荐用量来服用。如果给药剂量过大，可能会出现抽搐等症状。

◉ 甲硝唑有禁忌证吗？

由于甲硝唑可以进入胎盘和乳汁，为了安全性一般禁用于妊娠期和哺乳期妇女；活动性中枢神经系统疾病和血液病患者也是禁用的。

甲硝唑的副作用包括恶心、呕吐、头痛等，还会引起口中金属味、尿色变红等。甲硝唑经肝代谢，肝功能不全的人群应酌情减量使用。

● 服用期间要注意什么？

甲硝唑与华法林一起使用，会影响华法林的代谢，增加出血风险，注意监测相关指标；服用该药期间如果饮酒，会抑制酒精的代谢，引起头痛、腹痛、呕吐等副作用，一般服药前后至少三天避免饮酒。

此外，需要注意有一种甲硝唑的复方制剂——人工牛黄甲硝唑，它是在甲硝唑的基础上，增加了解热抗炎作用的人工牛黄，主要用于牙周炎等口腔感染疾病。

哌甲酯是"聪明药"？考试前这样做才可靠！

每当中考、高考等考试来临之际，总有一些家长到医院咨询一种能提高学生成绩的"聪明药"——哌甲酯，这种药真的有这么神奇？

哌甲酯是一种神经兴奋药，用于治疗注意缺陷与多动障碍，俗称"多动症"。它是我国严管的第一类精神药物，作用机制其实和冰毒相似。有些家长之所以把哌甲酯当作"聪明药"，是因为哌甲酯可以兴奋神经中枢，有一定提高注意力的作用，从而提高学习成绩。哌甲酯并不能真的提高智商，只是可以使人长时间集中精力，提高学习效率而已。如果长期服用，可能出现失眠、眩晕、头痛、恶心、厌食、心悸、血压升高、心跳增快等副作用。更重要的是，它具有成瘾性，表现为存在抑制不住地寻找药物的行为。有的考生为了提高考试成绩，在考试前服用哌甲酯，考试后立即停药会出现注意力涣散、精神萎靡、抑郁等症状。

哌甲酯这个药的正确用处是治疗"多动症"，目前没有科学研究证明服用哌甲酯会变聪明，想要依靠服用哌甲酯来提升学习成绩，就好比运动员用违禁药物提升比赛成绩一样，是坚决不允许的，更是对身体有害的。

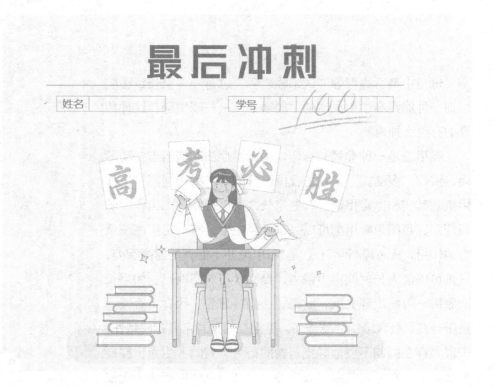

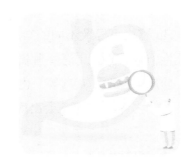

一文带你了解幽门螺杆菌感染

胃癌的元凶之一——幽门螺杆菌，约有一半以上的中国人都感染了幽门螺杆菌，为什么感染率这么高呢？感染了一定会得胃癌吗？要怎么查，怎么治？下面我们一一进行解答。

● 什么是幽门螺杆菌？

幽门螺杆菌（helicobacter pylori，Hp）是一种革兰染色阴性螺旋状细菌，主要通过口—口途径在人与人之间传播。Hp 从口腔进入人体后特异地定植于胃黏膜，定植后难以被机体清除，从而造成持久或终身感染。

● 幽门螺杆菌感染会引起哪些疾病呢？

有研究表明，幽门螺杆菌感染主要引起消化系统疾病，如慢性萎缩性胃炎、胃溃疡、胃癌和胰腺相关疾病等。目前也有研究提示 Hp 的感染与人体其他系统的疾病也存在密切联系，例如与缺铁性贫血、社区获得性肺炎、早中期的病理性妊娠、乙肝病毒相关性肝病、慢性丙型肝炎、肝细胞癌、冠心病、代谢综合征、帕金森病、神经退行性紊乱等均存在相关性。

◎ 感染了幽门螺杆菌会出现哪些症状呢？

Hp 感染可导致不同的结局，从无症状的慢性活动性胃炎、消化不良、消化性溃疡，直至胃恶性肿瘤，并产生相应临床表现，比如可能会出现上腹痛、腹胀、反酸、嗳气等，也有一些患者可能会出现口臭等。当然没有感染 Hp，其他疾病也有可能会出现这些症状。

◎ 如何才能知道是否感染了幽门螺杆菌呢？

Hp 感染的诊断分为侵入性方法和非侵入性方法。

侵入性的检测方法就是在内镜下取胃黏膜组织，通过组织病理学染色或细胞培养或快速尿素酶试验等方法检测是否有 Hp 感染，除此以外还能判断胃黏膜的情况，检查有无溃疡、息肉、肿瘤等。

非侵入性的检测方法是不依赖胃镜的检查，主要有碳 13 或碳 14 的尿素呼气试验，即吃下 1 粒含有 13C 或 14C 尿素的特殊药片，即可判断胃内有无幽门螺杆菌。该方法被视为体内 Hp 感染检测的金标准，是用来判断 Hp 感染最简便快速的方法之一，无痛苦且准确度较高。

另外还有粪便的抗原检测和血清幽门螺杆菌抗体检测。但是需要注意的是血清学抗体检测阳性难以区分是既往感染还是当前感染。

◎ 幽门螺杆菌检测阳性一定要吃药治疗吗？

目前观点认为发现 Hp 阳性，如果没有绝对禁忌，建议进行 Hp 根除治疗，早根除不仅能预防慢性胃炎和消化性溃疡的发生和复发，降低胃黏膜萎缩和肠化生发生，对胃癌的预防更具有重大意义。

◎ 怎样根除幽门螺杆菌？

目前推荐使用四联方案进行药物治疗。其中包含两种抗生素，抗生素的选择包括阿莫西林、克拉霉素、四环素、左氧氟沙星等；一种抑制胃酸的质子泵抑制剂如奥美拉唑、雷贝拉唑、泮托拉唑等；一种含铋的胃黏膜保护剂如枸橼酸铋钾等。疗程为 10~14 天，质子泵抑制剂和铋剂建议餐前半小时口服，两种抗生素建议餐后口服。

认识了幽门螺杆菌，我们就可以及早地进行预防，养成良好的生活卫生习惯，远离幽门螺杆菌，保护胃健康！

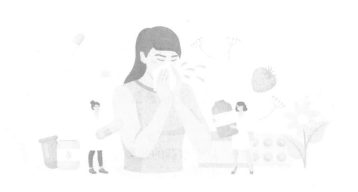

抗过敏药物，您需知道的那些事儿

在鲜花盛开、柳絮飞舞的季节，对于易过敏的人来说，可能更容易出现鼻痒、流涕、咳嗽、瘙痒、风团等症状。这时候抗过敏药就有用武之地了。

抗过敏药物有哪些呢？根据作用机制，抗过敏药物分为抗组胺药物、过敏反应介质阻释药、白三烯受体拮抗剂等，而我们日常提到的抗过敏药主要指抗组胺药。

● 过敏是怎么发生的？

过敏是机体对某些药物或外界刺激的感受性不正常地增高的现象，是一种机体的变态反应，是人对正常物质（过敏原）的一种不正常的反应。

引起过敏反应的物质称为过敏原，例如植物（花粉、柳絮），动物（羌螨、蜂毒），药物（青霉素类药物、磺胺类药物），食物（虾、芒果）。

组胺是存在于人体各组织中的一种自体活性物质。体内新合成的组胺以无活性的复合物形式储存在组织肥大细胞、血液嗜碱性粒细胞和肠嗜铬样细胞的分泌颗粒中。过敏原进入机体后会刺激 B 细胞，在 T 细胞的辅助下，机体会产生 IgE 抗体应答。当过敏原再次进入机体后，在 IgE 介导下，肥大细胞脱颗粒释放组胺。游离的组胺作用于组胺 H1 受体，会使人体产生一系列过敏症状，如皮肤瘙痒、红斑、咳嗽、流涕甚至呼吸困难等。发生过敏后最常用到的就是抗组胺药。

● 抗组胺药的分类及注意事项

表 16　抗组胺药的分类及注意事项

抗组胺药物分类	代表药物	注意事项
第一代抗组胺药	氯苯那敏、苯海拉明、赛庚啶、异丙嗪	有明显的镇静作用和中枢神经不良反应，最常见的是嗜睡、乏力、头晕、口干等。因此，服用这类药物后应避免开车、高空作业、操作精密仪器等
第二代抗组胺药	氯雷他定、西替利嗪、依巴斯汀	中枢神经副作用较第一代小，H1 受体选择性强，患者耐受性好。但有严重肝功能损害或心血管疾病的患者慎用
第三代抗组胺药	地氯雷他定、枸地氯雷他定、左西替利嗪	副作用较前两代更少、更轻

● 服用抗过敏药要注意什么？

▷ 规律用药

服用抗组胺药需要一定时期内规律用药，而不能症状出现时才用药，无症状时马上停药。抗组胺药经肠道吸收，达到一定血药浓度和组织浓度后，才能发挥疗效。应该在医生或药师的指导下规律连续用药才能更好地控制症状。

▷ 逐渐停用

由于抗组胺药在组织中停留的时间要长于其血清存留时间，在症状完全控制的前提下，小剂量依然有效。因此，维持期间可以通过逐日减少药量或延长给药间隔的方法，逐渐停用。

▷ 不可随意服用某种抗过敏药

该类药物不可随意自行服用。当发生较严重过敏时，应及时就医。告知医生吃了什么食物，是否被昆虫螫伤，是否正在服用其他药物如头孢类药物，是否有其他基础疾病。医生会依据病情和身体状况，综合考虑选择药物。

使用抗抑郁药须知的事儿

有的抑郁症患者觉得服用几天抗抑郁药不管用就觉得服用的药没有效果，事实是这样的吗？

● 服用抗抑郁药没有效果？

抗抑郁药物不是快速起效的药物。服用抗抑郁药通常从较低剂量开始，根据患者的反应在 1~2 周内逐渐增加至有效剂量。服用足量药物治疗 4~6 周无效时，才考虑换用其他药物。因此，从开始服药算，2~4 周才开始起效。如果服用几天或者两周后不见症状改善就认为没有效果是不对的。在用药期间要遵照医嘱按时服用药物，才能更准确地判断病情程度以及药物的疗效。

● 抗抑郁药必须持续规律服用足够的药量

▷ 早诊断、早治疗

治疗抑郁症的关键在于尽可能早期诊断，及时规范治疗，控制症状，提高临床治愈率，防止复燃及复发。目前倡导全病程治疗，包括急性期、巩固期和维持期治疗。一般急性期治疗 8~12 周，巩固期治疗 4~9 个月，有些患者是不需要维持期治疗的，但对于有复发倾向的患者，应该至少进行维持期治疗 2~3 年。

⇨ 重视规律服药

服药的前 2 周是最容易停药的阶段。因为这个阶段，药物的作用没有充分发挥出来，而不良反应可能比较明显。告知患者服药的必要性、阶段性以及不良反应一般慢慢减轻的可耐受性。切勿自行减药、停药，须遵医嘱按时服药。家人的陪伴、鼓励与提醒是患者按时服药的重要支撑，请家人耐心聆听、提醒服药时间、观察可能出现的不良反应等。如果在服药过程中有任何不适，请及时咨询医生或药师。如果不是足药足疗程，很容易复发，而且每复发一次根治的难度就会加大，所以须谨记足药足疗程治疗。

● 长时间服用抗抑郁药会不会成瘾？

服用抗抑郁药物是不会成瘾的。有的患者治疗时间比较长，可能认为自己已经好了就突然停药了，这样做是不对的。突然停药可能会出现停药综合征，从而使病情加剧，故不能突然停用药物。即使是抑郁症已经痊愈，也需要在医生或药师的指导下缓慢减量直至停药。

● 抗抑郁药有哪些常见的不良反应？

抗抑郁药物常见不良反应包括口干、恶心、消化不良、腹泻、失眠、多汗等，往往在服药的前几天明显，随着服药时间延长逐渐减轻。在用药过程中若不良反应严重请及时告知医生，医生会根据患者的耐受程度，通过调整服药方式、药物种类或对症治疗的方式减轻不良反应。

● 重视综合治疗

抑郁症的治疗除重视药物治疗外，还应重视心理治疗以及物理治疗等。

通过规范治疗（服用药物、心理辅导、物理疗法等）、规律的作息、适当运动、听喜欢的音乐、学会倾诉等，大部分患者都可以重归正常生活。

常常去感受春季的微风，夏季的急雨，秋季的金黄和冬日的飘雪，善于与家人分享喜怒哀乐、倾诉心声，遵医嘱按时服用药物，定会好起来！

"重量级人物"如何合理使用减肥药？

减肥是很多"重量级人物"想做但是又不好做的事情。依靠饮食来减肥太难，抵挡不住美食的诱惑；想要运动减肥太累，坚持不了几天就半途而废，似乎没有太多好的办法来减肥。在网络上经常会看到"吃××减肥药，1个月瘦20斤，没有任何反弹""不拉肚子，无副作用轻松减肥"这样的广告，让人眼花缭乱，又不知可不可信。今天就让我们来好好甄别一下真假减肥药。

● 保健食品并非减肥药

像减肥茶、减肥果、酵素、代餐、泻油丸、左旋肉碱等，属于保健食品，不属于药物，有多大的减肥效果并不好说。

● 有些药物不是真正的减肥药

甲状腺素促进新陈代谢、增加能量消耗；利尿药增加排尿，使体重减轻。这些药虽然有一定减轻体重的作用，但是从来没有被批准作为减肥药。

● 曾经的减肥药

西布曲明存在严重的心脏及神经系统副作用；芬氟拉明

会导致心脏瓣膜损害和肺动脉高压；利莫那班会引起癫痫发作、抑郁、焦虑、失眠、攻击性和自杀倾向。这些药物均因为严重的副作用而被停售及撤市。

● 现在使用的减肥药

主要包括奥司他韦等药物。奥司他韦能够减少脂肪吸收，用于治疗肥胖或体重超重（BMI≥24 kg/m²）。餐中或餐后 1 小时内服用，一次 60 mg 或者 120 mg，一日 3 次。如有未进食或当餐不含脂肪，可省略一次。服药期间常见排气增多、脂（油）便、大便紧急感、大便次数增多、大便失禁等不适，不过随着用药时间的延长，多数人可逐渐缓解。此外，可以采取低脂饮食的方式，降低胃肠道不适。除奥司他韦外，还有利拉鲁肽、司美格鲁肽、氯卡色林、芬特明—托吡酯等。有的国家已经把利拉鲁肽、司美格鲁肽批准用于减肥，但是减肥的用量要明显大于降糖的用量。

痛风知多少

有一种病，发作起来让人撕心裂肺，让人痛到发疯，有人称它为"痛中之王"，它就是"痛风"。

提起痛风，大家的第一印象就是"没有管住嘴"。其实不然，有的人得痛风，罪魁祸首不一定就是饮食，有可能是自身原因导致的，也就是说这部分人即使什么都注意，酒肉不沾，还是会得痛风。

● 痛风到底是怎么引起的呢？

痛风是由于嘌呤代谢紊乱使尿酸产生过多和（或）尿酸排泄障碍，导致血尿酸过多引起尿酸盐晶体析出并沉积于关节、滑膜及其他组织或器官而引起的一组代谢性疾病。其主要临床表现为反复发作性关节红、肿、热、痛及功能障碍，尿酸盐结晶可沉积于关节及周围软组织导致痛风石形成及慢性关节炎，甚至可出现关节畸形、残疾。尿酸盐沉积于泌尿系统可引起肾结石、输尿管结石等，所以痛风治疗不及时可能产生的并发症和危害很多，严重者可并发心脑血管疾病、肾功能衰竭，最终可能危及生命。

一般正常人血尿酸水平为男性 150~416 µmol/L，女性 89~357 µmol/L。一个健康人体内一般存有 1 200 mg 尿酸，每天会通过饮食和人体内细胞的代谢生成 600 mg 新尿酸，但同时也会通过尿液、汗液、粪便等排出 600 mg，总体上维持"收支平衡"状态。如果尿酸产生过多和（或）尿酸排泄障碍，就会导致体内尿酸升高。

● 到底哪些因素会导致尿酸失控呢？

▷ 高嘌呤饮食

尿酸是人体嘌呤代谢的终末代谢产物，人体内嘌呤来源于食物摄取、体内生成及核酸分解，其中从食物中摄取的嘌呤是主要来源。且有研究显示，大量摄入高嘌呤食物可明显影响人体血尿酸水平，增加痛风等慢性疾病的发病率。

▷ 不良生活习惯

暴饮暴食，高嘌呤、高脂肪饮食等不良饮食习惯，常常会导致肥胖。有研究证实，肥胖是患痛风的危险因素之一。其中体重指数与痛风的发病率呈正相关。

酒精可升高血尿酸，诱发痛风发作，是导致痛风发作的危险因素之一。酒精摄入呈剂量依赖性地增加痛风发作风险，啤酒和烈酒（如白酒、洋酒、黄酒）均可增加痛风发作风险，其中啤酒的风险更高，但中度饮用红酒是否增加痛风发作目前尚有争议。

吸烟也是导致痛风发作的危险因素之一。吸烟不仅可导致氧化应激和肺部炎症反应，导致组织缺氧，影响肺功能，还可造成肾功能损害，影响尿酸的肾排泄。

▷ 疾病影响

当身体出现一些能导致细胞被大量破坏的疾病时，尿酸也会升高，比如白血病、骨髓瘤等。另一方面，肾脏是尿酸排泄的主要场所，如果肾脏出现疾病，如肾炎、高血压或糖尿病肾病等，也可影响尿酸排泄，进一步加重肾脏疾病。

⇨ 遗传因素

高尿酸血症和痛风是受遗传影响的复杂疾病，是一种多基因相关的疾病，具有一定的家族聚集患病现象。人群队列的基因关联研究发现，血尿酸水平遗传可能性为 27%~41%，痛风遗传可能性为 30%，20% 的痛风患者存在家族史。近年来，通过遗传关联分析已发现了约 30 个与尿酸代谢异常相关的易感基因。

● 出现痛风，应该如何治疗呢？

⇨ 改善生活方式

痛风患者须饮食均衡，控制饮食总热量，提倡低嘌呤、低脂肪和低盐饮食。蔬果类食物是健康饮食结构的重要组成部分，应注意选择低嘌呤类瓜类、大多数叶菜类蔬菜。痛风患者进食肉类宜以瘦肉为主。低强度的有氧运动也可降低痛风发病率。

⇨ 药物治疗

目前临床上降尿酸的药物主要有两大类：一类是抑制尿酸合成的药物，如别嘌醇、非布司他；另一类是促进尿酸排泄的药物，如苯溴马隆。一般情况下，药物的选择需要根据患者的病因、肝肾功能及并发症的情况来定。

⇨ 中医治疗

随着对中医药治疗痛风的不断探索，临床运用中医药辨证治疗痛风有了较快的发展。大量的文献报道也证实了中药治疗痛风疗效确切，但关于其作用机制的研究有待深入，目前临床研究存在设计不足的问题，缺乏大样本、多中心的研究。因此，进一步深化对中医药治疗痛风的系统研究，探索科学有效的治疗方案，仍是医务工作者努力的方向。

一文了解类风湿性关节炎

网络上流传着关于类风湿性关节炎是"不死的癌症"等各种传闻，让很多不了解的患者闻风丧胆，产生了极大的恐慌，生怕自己得了不治之症。

● 什么是类风湿性关节炎？和人们常说的风湿是一回事吗？

风湿病是一个很大的概念，指各种病因侵犯骨、关节及其周围软组织，以疼痛、肿胀和功能障碍为主要表现的一大类疾病，包括类风湿性关节炎在内的数百种疾病。

而类风湿性关节炎是一种以侵蚀性关节炎为主要症状的自身免疫性疾病，可发生于任何年龄。它的发病机制目前尚不明确，基本病理表现为滑膜炎、血管翳形成，并逐渐出现关节软骨和骨破坏，最终导致关节畸形和功能丧失，可并发肺部疾病、心血管疾病、恶性肿瘤及抑郁症等，是一种致残率较高的疾病。

● 长期接触湿冷环境会导致类风湿性关节炎吗？

关于类风湿性关节炎的病因还在探索阶段，可能与免疫因素、遗传因素、环境因素、感染因素等众多因素有关，而寒冷、潮湿的环境与类风湿性关节炎的发病无关。但是，类风湿性关节炎患者要注意保暖，尽量避免将关节暴露于湿冷的环境，以免加重症状。

● 类风湿性关节炎有哪些症状呢？

⇨ 全身症状

包括突然发热、全身酸痛、乏力等，但不具有特异性，很多其他疾病也可有这些表现。

⇨ 关节症状

表现为关节的疼痛、肿胀，晨起时感觉关节僵硬；发病的关节通常双侧对称、呈游走性，可以累及多处关节，最常累及双手的近端指间关节、掌指关节、腕关节等，晚期可出现关节畸形、类风湿结节。

⇨ 关节外症状

很多脏器系统也可受累及并出现相应症状，如心脏受到影响可出现心悸、胸闷等症状；肺部受到影响可出现反复咳嗽，休息时或活动后出现呼吸困难；神经系统受累会使四肢肌肉无力、萎缩；部分病人会出现特殊的"腕管综合征"，表现为手部麻木、疼痛等症状。

● 得了类风湿性关节炎怎么治疗呢？

⇨ 一般治疗

如关节功能锻炼以及物理疗法如针灸等。

⇨ 药物治疗

活动期药物治疗主要包括两大类：

一类是改善症状的药物，包括非甾体抗炎药和激素，前者可减轻关节肿痛，但不能改变疾病进程，也就是"治标不治本"；后者除了可以快速消肿止痛外，还可治疗类风湿性关节炎的关节外症状，但长期使用可能导致多种不良反应。因此，二者均需要和改善病情的抗风湿药物联合使用。尤其是激素，应尽可能遵循"小剂量、短疗程"的原则。

另一类是改善病情的抗风湿药物，主要包括传统的抗风湿药（如甲氨蝶呤、来氟米特等）、生物制剂以及小分子靶向药，可改善病情和延缓病情进展，是治疗类风湿性关节炎的基石，也就是"治本"的药。

　　类风湿性关节炎的诊断需要结合临床表现、实验室检查以及影像学检查等，建议有症状的患者到医院专科就诊，切勿滥用秘方、偏方等，以免延误治疗甚至加重病情。

　　● 类风湿性关节炎患者如何自我管理？

　　➪ 注意生活方式的调整：禁烟、控制体重、合理饮食、适当运动。

　　➪ 配合医生：规范治疗，定期复查。

　　➪ 保护关节：注意提拿物品的方式，提倡拿重物时用双手，上下楼梯时注意保护膝关节等；要防止受寒、淋雨和受潮，关节处要注意保暖，不要卧居湿地。

骨关节炎，用硫酸氨糖好还是盐酸氨糖好？

随着天气变冷，骨关节炎患者苦不堪言。氨基葡萄糖是治疗骨关节炎最常用的一种药，那么到底是硫酸氨糖好，还是盐酸氨糖好？

⬤ "氨糖"起效是慢功夫

氨基葡萄糖又称葡糖胺，老百姓俗称"氨糖"。之所以称其为"慢作用药物"，是因为其作为关节软骨合成原料，要阻断骨性关节炎的病理过程，需要一定时间，并非"今天吃了，明天就起效"般立竿见影。

服用氨基葡萄糖很安全，是因为其本身就存在于机体内，正常情况下可在人体内合成，是形成软骨基质的重要成分。给予外源性的氨糖可以促进软骨新生。

⬤ 盐酸/硫酸都为氨糖"作嫁衣裳"

氨基葡萄糖必须和酸（盐酸、硫酸或者其他酸）形成盐才能成为药物。所以大家看到有盐酸氨基葡萄糖，也有硫酸氨基葡萄糖。但是，必须明确一个知识点：体内真正对骨关节炎起治疗作用的是氨基葡萄糖！

● 到底哪种氨糖好

➯ 首先看稳定性。药物必须保持稳定，盐酸氨糖的稳定性优于硫酸氨糖。硫酸氨糖在潮湿环境中很容易吸湿，会迅速溶解和变色（从白色逐渐变成棕黄色），因此保存时要注意防潮。

➯ 其次看纯度。由于制作方法的原因，大多数硫酸氨糖中都含 20% 的钠或钾，因此不太适合心血管疾病（高钠容易导致心衰、高血压）和肾病（其中的钾容易造成高钾血症）患者长期使用。

➯ 再次看疗效。研究发现盐酸氨基葡萄糖在缓解膝关节疼痛、减轻肿胀及改善关节活动度方面与硫酸氨基葡萄糖相似，总有效率相似，疗效相当，安全性相当，不良反应轻微，患者耐受性好。

➯ 最后看吸收。研究发现两种氨糖的吸收程度和吸收速度都没有差别。硫酸氨糖和盐酸氨糖在胃液、肠液中都无差别地分解为氨基葡萄糖和盐酸根／硫酸根，氨基葡萄糖独自吸收入血和起效。因此不管是盐酸氨糖还是硫酸氨糖都是浮云，真正发挥作用的英雄（氨糖）是不问出身的。

因此，无论是盐酸氨糖，还是硫酸氨糖，您吃了之后能够缓解症状，延缓关节炎进展，没有不耐受的副作用，就是好"氨糖"。

带状疱疹不得不说的痛

你知道有一种痛，能痛彻心扉吗？你知道老百姓口中常说的"腰缠龙""生蛇""缠腰火丹""蛇串疮"是什么病吗？你知道有一种皮肤病，有些人在皮疹消退后还会疼痛几年甚至十几年吗？其实这些都是说的一种叫"带状疱疹"的皮肤病。

什么是带状疱疹？

带状疱疹是由长期潜伏在脊髓后根神经节或颅神经节内的水痘—带状疱疹病毒经再激活引起的感染性皮肤病。

发疹前可有轻度乏力、低热、食欲不振等前驱症状，患处皮肤自觉灼热感或神经痛，触之有明显的痛觉敏感，也可无前驱症状。发疹时患处先出现潮红斑，很快出现粟粒至黄豆大小丘疹，呈簇状分布，继而变为水疱。皮损常常沿某一周围神经区域呈带状排列，多发生在身体的一侧，一般不超过正中线。多数患者都伴有不同程度的疼痛。

带状疱疹会传染吗？

带状疱疹具有传染性，可通过接触传播水痘—带状疱疹病毒引起水痘；播散型带状疱疹患者还可通过呼吸道传播水痘—带状疱疹病毒，因此建议采用独立房间对患者进行隔离治疗。带状疱疹患者皮损愈合前应避免接触无水痘病史或未接种水痘疫苗的婴幼儿、孕妇、免疫功能低下者等高危人群，高危人群在暴露后可注射水痘—带状疱疹免疫球蛋白以预防水痘发生。健康成年人大多对其具有免疫力，即使接触也较少被传染。

● 带状疱疹只长在腰部吗？

答案是否定的。只要是有神经分布的部位，都可以发生带状疱疹，甚至可以侵犯内脏神经，引起急性胃肠炎、膀胱炎，表现为腹部绞痛、排尿困难、尿潴留等。有研究显示好发部位为肋间神经、颈神经、三叉神经及腰骶部神经相应的支配区域。

● 哪些人群容易得带状疱疹？

通常 50 岁及以上的人群易发。女性发生带状疱疹的风险高于男性。常见的危险因素还包括高龄、劳累、应激创伤、免疫抑制或免疫缺陷等。老年人常合并基础性疾病，尤其是糖尿病、慢性肾功能不全、心血管疾病、慢性阻塞性肺疾病、恶性肿瘤等疾病的患者，患带状疱疹的风险大大增加。

● 得了带状疱疹应该如何应对？

儿童和成人带状疱疹患者在无并发症危险因素时可能症状轻，恢复相对较快，但对于老年带状疱疹患者，症状会相对较重。所以出现带状疱疹一定要尽早干预，规范治疗。

带状疱疹的治疗目标是快速控制病情，以减轻受累神经炎症和水肿，缓解急性期疼痛，缩短皮损持续时间，减少带状疱疹后神经痛的发生，促进康复。所以得了带状疱疹应尽早就医，接受正规的治疗，以免留下后遗症。

带状疱疹的治疗可以参考以下几点：

⇨ 一般措施和局部治疗

注意休息，避免劳累，戒烟酒，缓解焦虑、压力，保障充足睡眠，均衡膳食，有助于维持免疫功能和疾病康复。早期红斑、丘疱疹、水疱损害可外涂炉甘石洗剂消炎、收敛和保护。当水疱破溃、糜烂、溃疡时应予收敛、抑菌溶液湿敷，保持皮损清洁干燥，选用抗生素药膏预防继发感染并保护创面。

⇨ 药物治疗

带状疱疹早期可以给予足量的抗病毒药物如阿昔洛韦等，以及镇痛药物如普瑞巴林、加巴喷丁等。有持续性疼痛无法缓解的患者，应及时就医治疗。

⇨ 其他治疗

可以采取穴位针刺、电针、火针、针刺放血、拔罐放血、刺络拔罐、灸法等中医外治法。

当然，带状疱疹也是可防可控的，疫苗是预防和控制传染性疾病最有效的手段。2019 年 5 月我国批准重组带状疱疹疫苗用于 50 岁及以上成人预防带状疱疹。接种疫苗可有效预防带状疱疹发生或复发，降低带状疱疹病情严重程度及带状疱疹后神经痛的风险。

阿仑膦酸钠，一种特别讲究"服药方法"的药物

随着人口老龄化日趋严重，骨质疏松症已成为我国面临的重要公共健康问题，常被称为"寂静的杀手"。阿仑膦酸钠通过抑制破骨细胞活性发挥抗骨吸收作用，显著增加患者的骨密度、降低骨折风险，目前临床用于治疗骨质疏松症等。

⚫ 阿仑膦酸钠的适应证是什么？

阿仑膦酸钠适用于治疗绝经后妇女的骨质疏松症，以预防髋部和脊柱骨折（椎骨压缩性骨折），也适用于治疗男性骨质疏松症以预防骨折。

⚫ 阿仑膦酸钠的用法用量是什么？

注意规格！阿仑膦酸钠有两种规格：10 mg 和 70 mg。推荐剂量为：每周 1 次，1 次 1 片 70 mg；或每天 1 次，1 次 1 片 10 mg。

⚫ 阿仑膦酸钠的用药疗程为多久？

双膦酸盐类药物疗程一般为 3~5 年，之后需要重新评估用药获益和风险，如无新发骨折、骨密度无显著下降、无新

增的患病风险，可咨询医生下一步治疗方案，切不可自行停药。

● 服用阿仑膦酸钠时，"服药方法"究竟有何讲究？

⇨ 每周一次

每片 70 mg 的阿仑膦酸钠只能在每周固定一天的晨起时服用。因本品在体内留存时间长加之对消化道的刺激，易引起食管溃疡等不良反应，而食管上皮细胞修复再生周期一般为 5 天，因此，70 mg 的药片一周服用一次有助于食管修复，可有效减轻不良反应。

⇨ 一满杯水

本药应在清晨用一满杯水（至少 200 mL）送服，避免用咖啡、茶等饮料（包括矿泉水）替代清水，否则可能会影响药物的吸收，致使药效下降。

⇨ 空腹服用

食物或药物可能影响本品的吸收和利用，因此本品应在进食、喝饮料或服用其他药品前半小时服用，即清早起床第一件事，就是服用阿仑膦酸钠片。

⇨ 避免躺卧

服药后 30 分钟内和当天第一次进食前应避免躺卧，本品不能在就寝时和清晨起床前服用，否则会增加食道不良反应的发生率。因此服药后应保持站立至少 30 分钟。

● 还有哪些注意事项？

⇨ 漏服：对于每周服用一次、一片 70 mg 的病人来说，如果漏服了一次每周剂量，请在记起来后的第二天早晨服用一片，之后依然按照原本正常的服药计划，请勿在同一天内服用两次。

⇨ 如果发生食管疾病的症状（如吞咽困难或疼痛，胸骨后疼痛，新发胃灼热或胃灼热加重），应该停用并请医生诊断治疗。

⇨ 用药后如果出现了大腿疼或腹股沟疼，有可能是出现了骨折，需要就诊接受评估。出现严重的肌肉骨骼疼痛时也需要就诊。

⇨ 用药开始后 1~2 年内监测 1 次骨密度，随后每 2 年监测 1 次。用药期间需要保持良好的口腔卫生，接受常规的口腔检查。进行牙科手术前需告知医生您在服用该药。

改善骨质疏松的症状，除了掌握药物的正确使用方式，还需养成良好的生活习惯：加强营养，均衡膳食，日照充足，规律运动，戒烟限酒，避免过量饮用咖啡和碳酸饮料。

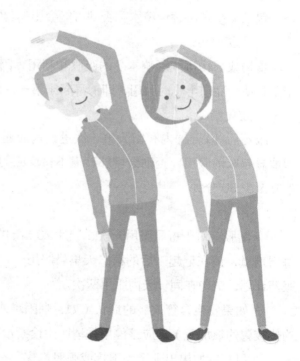

慢性阻塞性肺疾病知多少

慢性阻塞性肺疾病是一种具有气流受限特征的疾病，气流受限不完全可逆，呈进行性发展，与有害气体或有害颗粒有关。简单来说就是肺里面残留的气体不能完全被呼出来。

医学上一般把慢阻肺分为急性加重期与稳定期。稳定期患者坚持接受规范治疗，就能够较好地控制住病情。但是一旦治疗不规范，或是患者不小心感染了病毒、细菌，就可能导致慢阻肺急性发作，进入急性加重期，使患者肺功能加速减退，导致死亡率升高。

慢阻肺患者感染流感后可能出现的症状首先就是发热并伴有慢性肺部疾病症状加重（如咳嗽、气喘等），也会伴随乏力、肌肉酸痛等强烈的全身症状。如果慢阻肺患者有上述症状一定要及时就医，控制病情的发展。

那么慢阻肺患者应该如何预防流感呢？接种疫苗可明显减少慢性阻塞性肺疾病急性加重患者的病死率。需要注意的是，在我国，接种流感疫苗时间一般为9~11月份，慢阻肺患者在这段时间一定要及时前往医院接种流感疫苗。平时要养成勤洗手的好习惯，使用流动水及香皂洗手，保持手部卫生；出门时佩戴口罩，避免去人群密集区域，减少感染概率；可根据自身情况适度锻炼，增强体质，预防疾病。

需要注意的是，流感流行期间，如果没有接种流感疫苗或接种疫苗不到两周，在流感高发期或与流感患者接触后可考虑预防性应用抗病毒药物。

关于下肢深静脉血栓，您是否也有这些疑问？

有些患者在被诊断出下肢深静脉血栓后异常焦虑，不停感叹自己怎么会得血栓、这该如何治疗、吃药得有副作用吧；也有患者依然平静，认为不痛不痒的应该没事吧、吃几天药就好了吧、揉揉腿是不是能好得快点。虽然患者的心态不同，但问题却都不少。

● 为什么会得下肢深静脉血栓？

一般来说，静脉血栓形成有三大原因：静脉壁损伤、血流缓慢和血液高凝状态。静脉壁损伤：例如某些药物刺激静脉内膜、深静脉导管，或骨折创伤等损伤静脉内膜等。静脉血流缓慢：例如长期卧床、久坐不动、静脉曲张等。血液高凝状态：例如创伤、感染、休克、手术、肿瘤、长期使用雌激素、怀孕等，均可使血小板凝聚力增强，使血液呈高凝状态。

如果您有上述这些情况，那很可能就是病因。另外，也有一些人的血液天生就处于高凝状态，也就容易形成血栓。

⚫ 症状有哪些？

常见症状包括腿部肿胀、疼痛、皮肤发红、皮温升高等。

⚫ 怎么治疗？

使用抗凝药物是治疗下肢深静脉血栓的基石，此外，还有溶栓治疗、手术取栓、置入下腔静脉滤器、压力治疗等。医生会根据您的情况，选择最佳的治疗方式。

⚫ 抗凝药物能把血栓溶掉吗？

抗凝药不能溶解血栓，血栓溶解依赖机体代偿性自溶，抗凝药主要是抑制血栓形成，也有利于血栓自溶和管腔再通。

⚫ 用溶解血栓的药不是更好吗？

溶栓药确实可以把已经形成的血栓溶解掉，但并不适用于所有人。这类药仅对新形成的血栓有效，并且也不是都能成功，而且注射后对全身止血系统影响较大，出血风险较高，因此，适用的范围比较窄，而且也不能用作长期治疗，仅能作为短期抢救用药。

⚫ 抗凝药和溶栓药都有哪些？

➡ 常用的抗凝药：肝素、低分子肝素、华法林、达比加群、利伐沙班、阿哌沙班等。

➡ 常用的溶栓药：链激酶、尿激酶、阿替普酶、瑞替普酶等。

⚫ 医生开了抗凝药，得吃几天呀？有什么副作用吗？

根据发病的原因、部位、有无肿瘤等情况，使用抗凝药的时间有所不同，至少需要 3 个月，也可能会更长。医生会根据您的情况，确定抗凝时间，除非有特殊情况，千万不要自行停药哦。

副作用方面，重点需要关注是否有出血。如果是小出血，如牙龈、皮肤等少量出血，一般可继续用药，定期复查即可；如果出血量较大，则应立即停药，及时就诊。

⚫ 可以揉腿、按摩吗？

不可以哦。一旦确诊下肢深静脉血栓，需要卧床休息、抬高患肢，遵医嘱用药，千万不可揉腿、按摩，否则可能促进血栓脱落，发生肺栓塞。

● 预防深静脉血栓，有哪些方法？

⇨ 生活方式：严格戒烟；避免久站、久坐；保持大便通畅，避免便秘引起腹压增高，影响下肢静脉回流。

⇨ 日常饮食：适宜进食低盐、低脂、易消化的食物，多吃新鲜蔬菜水果，少吃油腻食物；适量多饮水，避免血液黏稠度增高。

⇨ 适量活动：卧床患者应定时变换体位，做主动或被动的足背屈伸运动、足踝旋转运动，病情允许后尽早下床，逐渐增加活动量。

服用华法林有何讲究？

华法林是一种经典的抗凝药物，可以用于预防和控制血栓的形成、脱落，但华法林却是一个在使用上有不少讲究的药物，这些讲究你都了解吗？今天就来学习一下服用华法林的那些小讲究吧。

⚫ 如何服用华法林？

严格按医生或药师建议的剂量用药，每日一次，饭前饭后均可。最好在下午或晚上的一个固定时间服药，不可漏服，更不能随便停服。如果服药不到一片，建议使用小刀或药片切割器切分药片，以防切割不均影响药效。

⚫ 忘记服药（漏服药）该怎么办？

如果漏服 4 小时内，请于当时尽快补上；超过 4 小时请勿补服，第 2 天正常服用即可。切勿在第 2 天服用双倍药量。如果连续 2 天漏服，需按重新开始服药处理。

⚫ 华法林 INR 如何监测？

国际标准化比值（international normalized ratio，INR）化验并不复杂，饮食对检验结果没有影响，所以抽血前不需要空腹。一般来讲，INR 值在 2.0~3.0 范围内，华法林可以安全有效抗凝；INR 值高于目标范围，会增加出血的风险；INR 值低于目标范围，则无法达到预防血栓的作用。INR 的监测频率应根据每个人的出血风险确定，可参考如下频率监测：

⇨ 初始给药后 2~3 天监测一次，出院后每周复查 1 次；

⇨ 若连续 2~3 次 INR 值在目标范围内，则可以延长至 2 周 1 次；

⇨ 若后续 2~3 次 INR 值仍旧稳定，可以延长至每月 1 次；

⇨ 若 INR 值长期稳定则可以 4 周或 6 周复查 1 次，最长不超过 3 个月监测一次，服药期间需定期复查；

⇨ 如果 INR 出现较大波动，应增加监测频率。

● 如何减少食物对华法林的影响？

保持饮食习惯相对固定。华法林是通过拮抗维生素 K 发挥抗凝作用的，各种食物中的维生素 K 含量不同，可能会影响药效。但这并不意味着患者需刻意增加或避免食用这些食物，毕竟蔬菜、水果可以提供其他营养成分，对整个机体的健康是必要的。因此，为维持华法林抗凝疗效的稳定，患者应该保持相对平衡、固定的膳食，不要轻易地改变饮食结构或添加营养品，也不要特意偏食或禁食某种食物。

● 哪些常见药物对华法林有影响？

一些药物也会影响华法林的疗效。因此，服药期间不可擅自服用其他药物，这些药物可能会干扰华法林的作用，对健康造成伤害。以下药物与华法林合用时要加强 INR 的监测并及时调整华法林用量。增加华法林作用的有：阿司匹林、头孢哌酮、氟康唑、氟伐他汀、伊曲康唑、奥美拉唑等；降低华法林作用的有：硫唑嘌呤、巴比妥类、卡马西平、异烟肼、利福平等。

● 服用华法林期间生活作息需要注意什么？

⇨ 服用抗凝药的患者应尽量戒烟并避免酗酒，因为吸烟或饮酒会加快身体对抗凝药物的代谢，从而影响凝血指标。

⇨ 建议使用软毛牙刷或牙线洁牙。

⇨ 口服抗凝药并不会影响正常活动，日常可以进行适当的运动，如散步、游泳、垂钓等，但不宜剧烈运动，避免过度劳累。

▷ 尽量避免外伤，如果不小心受伤流血，请及时采取简单的止血措施。

● 其他注意事项

不可随意切换不同厂家的华法林，目前国内有国产（2.5 mg）和进口（3.0 mg）两种规格，他们在制备工艺上有所不同，所以两者不可以等量换算，也就是说同样剂量的进口华法林和国产华法林在抗凝效果上并不完全等同，因此建议长期服用华法林的患者尽量不要任意更换厂家。

"伤胃"的阿司匹林到底应该如何吃？

阿司匹林这种药您一定听过。对于有些心脑血管疾病患者，医生会建议服用阿司匹林防止血栓形成。但药物是把双刃剑，长期或大量服用阿司匹林可能引起胃肠道不适，还可能引起消化道出血。

不少患者有疑问："阿司匹林需要长期吃吗？""空腹吃好，还是饭后吃好？""一天一次，应该早上吃还是睡觉前吃？""在服药过程中，出现了牙龈出血、解黑便、恶心，应该怎么办呢？"

● 哪些人需要口服阿司匹林，需要服用多久？

对于确诊为脑梗死、冠心病的患者，尤其是已经做了血管支架植入、搭桥手术治疗的患者，是需要终身服用该药物的。

对于合并多种危险因素的患者，如高龄、高血压、糖尿病、高血脂、动脉粥样硬化、长期大量吸烟饮酒等的患者，应该到正规医院的神经内科或心血管内科门诊进行心脑血管事件风险评估，以决定后期是否需要长期服用阿司匹林进行预防。

● 阿司匹林伤胃吗？空腹吃还是饭后吃？

从药理学角度来讲，阿司匹林确实对胃有一定的损伤。但是，目前市面上的阿司匹林都是肠溶片，在药物外层有耐酸不耐碱的包膜，需要在碱性的肠道环境下才能释放，这样可以减少对胃的直接刺激作用。

阿司匹林肠溶片推荐空腹服用，空腹时胃内环境酸性强，胃排空速度快，药物不容易溶解，可减少药物对胃黏膜的损伤。

● 阿司匹林应该早上吃还是晚上吃？

目前的指南并没有对这个问题做出明确的规定，有两种观点，第一种观点认为应该在清晨 6 点至上午 10 点服药，这种方法对于扩张血管和抑制血小板聚集效果佳。另一种观点则认为阿司匹林的血药浓度高峰在服药后 3~4 小时，心脑血管事件高发时间为上午 6 点至 12 点，因此推荐晚上服用阿司匹林，作用更具时效性。但无论使用以上两种方法的哪一种，都贵在坚持，才能让药物持续发挥作用。

● 出现副作用，该怎么办？

⇨ 恶心、反酸、胃痛：6%~10% 的患者可能会出现恶心、反酸、胃灼热、消化不良等很常见的胃肠道不良反应。若服用方法正确，仍有以上症状，建议加用保护胃黏膜的药物以减少胃肠道反应。如果加用药物以后症状仍明显，建议到正规医院换其他药物进行替代治疗。

⇨ 黑便、血便、呕血：1.2%~1.5% 的患者可能会出现黑便、血便、呕血，这提示已经出现了上消化道出血。若出现上述症状，立即停药，并立即到医院就诊，完善相关检查，调整后续药物治疗方案。

⇨ 牙龈出血、皮肤瘀点瘀斑：牙龈出血是很常见的不良反应，常在刷牙后出现。可以先换用软牙刷并调整刷牙方式，此时不需要停药。如果出现自发性牙龈出血，应到口腔科就诊，明确有无口腔疾病，在排除口腔疾病以后，到正规医院调整药物。对于皮肤瘀点瘀斑，若是发生在磕碰后，则不需要停药，若出现自发性皮肤瘀点瘀斑，建议及时到正规医院调整药物治疗方案。

奥希替尼知多少

◈ 奥希替尼的适应证有哪些?

奥希替尼为第三代 EGFR-TKI 类药物。本品适用于:
存在 EGFR 19 外显子缺失、21 外显子（L858R）置换突变
或 20 位外显子 T790M 突变的 ⅠB-ⅢA 期术后辅助治疗非
小细胞肺癌（non-small cell lung carcinoma，NSCLC）
患者或局部晚期或转移性 NSCLC 患者。

◈ 奥希替尼该如何使用? 用多长时间?

推荐每次 80 mg，一日一次。应在每日相同的时间服用，
进餐或空腹时服用均可。应整片和水送服，不应压碎、掰断
或咀嚼。如果患者无法吞咽药物，则可将药片溶于 50 mL
不含碳酸盐的水中。应将药片投入水中，无须压碎，直接搅
拌至分散后迅速吞服。随后应再加入半杯水，以保证杯内无
残留药物，随后迅速饮用。

术后辅助治疗患者，持续接受该药品治疗，直至疾病复
发或出现不能耐受的毒性或治疗达 3 年。局部晚期或转移性
肺癌患者应持续接受治疗，直至出现疾病进展或不能耐受的

毒性。

● 药物漏服怎么办？

如果漏服本品 1 次，则应补服本品，除非下次服药时间在 12 小时以内。

● 奥希替尼有哪些不可忽视的副作用？

绝大多数不良反应的严重程度为 1 或 2 级。最常见的药物不良反应有：腹泻、皮疹、甲沟炎、皮肤干燥和口腔黏膜炎。有报道显示，该药不良反应在用药 31~90 天区间发生率最高（48.28%），主要累及呼吸系统和消化系统。

● 如何应对可能出现的不良反应？

⇨ 腹泻：若大便次数增加 <4 次／日，可先观察；若 ≥4 次，可选用蒙脱石散、洛哌丁胺止泻。注意补充电解质，少食多餐，清淡低脂饮食，做好臀部及肛周的清洁工作，避免感染。腹泻情况比较严重时应及时到医院就诊。

⇨ 皮疹和皮肤干燥：注意保湿，避免抓挠皮肤，避免强烈日光照射。可以涂抹一些保湿的护肤品。如果有瘙痒可外用炉甘石洗剂；瘙痒严重时需口服抗组胺药物如氯雷他定、依巴司汀或及时就医。

⇨ 甲沟炎：穿着宽松的鞋袜，避免干重活，以防加剧疼痛。甲沟炎患者可以使用局部抗生素／防腐剂和硝酸银治疗，如莫匹罗星软膏等。甲沟炎严重的患者应及时就医。

⇨ 口腔黏膜炎：注意口腔卫生，餐后需漱口。每日做张口、鼓腮、叩齿等锻炼，增加口腔黏膜皱襞与外界的气体交换。忌辛辣食物，以防对口腔黏膜造成刺激。可以使用复方氯己定含漱液漱口。

● 服药期间需要定期做哪些检查？

服用奥希替尼之前和期间应定期进行血液检查、心电图检查、肝功能检查。

● 其他注意事项有哪些？

奥希替尼可能对胎儿造成损害。有生育能力的妇女应在用药期间和停药后至少 2 个月内采取有效避孕措施；男性病人需要在用药期间和停药后至少 4 个月内采取有效避孕措施。

用药后如果出现发热及肺部症状如呼吸困难、咳嗽，请及时就诊。

我的右侧甲状腺切除了，大夫却开左甲状腺素钠？

一位病友说自己的右侧甲状腺切除了，大夫却开了左甲状腺素钠片，为什么没开右甲状腺素钠，是不是开错药了呢？左甲状腺素钠是什么药呢？

● 它是干什么用的？

患有甲状腺功能减退（俗称甲减）或者做过甲状腺切除手术的病友，身体中甲状腺激素不足，需要额外补充甲状腺激素。甲状腺激素包括三碘甲状腺原氨酸（简称 T3）和四碘甲状腺原氨酸（也称甲状腺素，简称 T4）。因为补充 T4 比 T3 更安全，所以大夫更钟爱 T4。左甲状腺素钠是人工合成的 T4，活性相当于人体分泌的 T4。如果自身甲状腺激素不够用了，就需要吃左甲状腺素钠来补充。

● 它和右甲状腺素钠有什么区别？

我们对左甲状腺素钠这个药比较熟悉，但很少听说右甲状腺素钠。左甲状腺素钠和右甲状腺素钠就好比人的左右手一样，如果左甲状腺素钠照镜子，会出现右甲状腺素钠的样子，但是两者却不能重叠。右甲状腺素钠主要是用来降血脂的，并没有补充甲状腺激素的作用。这也就是为什么切了右侧甲状腺，也不能补右甲状腺素钠。

● 每天需要多大用量？

用量多少需要个体化定制，也就是需要结合病友病情严重程度、年龄、体重等多个因素来确定。左甲状腺素钠作用时间长，一天一次就管用。一般小剂量开始服用，一次 25~50 μg，可每 2~4 周增加 25~50 μg，用药期间定期监测甲状腺激素水平，方便判断用量是否合适，当病情逐步稳定后，采用最小的有效量。

● 它有什么副作用？

左甲状腺素钠刚开始服用以及用量过大时，容易引起甲亢症状，表现为面红、发热、失眠、多汗、食欲增加、体重降低等。所以控制好左甲状腺素钠的用量很关键，用多了就容易出现甲亢的症状。这就需要我们平时定期监测甲状腺相关指标，根据指标及时调整用量。如果副作用得不到缓解，及时就医治疗。

● 它会与哪些食物和药物发生相互作用？

左甲状腺素钠吸收部位主要在小肠，与大豆制品、葡萄柚汁等食物同时服用会影响其吸收，最好早饭前半小时至 1 小时服用，以使其尽快到达小肠，更好地发挥作用。与某些药物比如硫糖铝、碳酸钙、硫酸亚铁、奥利司他等联合使用会影响左甲状腺素钠的疗效，不同药品的服药间隔最好在 4 小时以上。

● 孕妇、哺乳期妇女能用吗？

孕妇、哺乳期妇女可以使用，但过量使用可能会对胎儿及胎儿出生后发育有不好的影响，所以为了更好、更安全地使用左甲状腺素钠，平时要做好甲状腺指标的监测，使用最低有效量，尽量减少副作用的发生。

● 它能用来减肥吗？

使用左甲状腺素钠来减肥，就是利用它增加身体的代谢，使身体消耗增多，导致体重下降。但是是药三分毒，利用它体重下降的副作用来减肥当然不靠谱。况且常用剂量并不能有效减轻体重，而且还会造成一些甲亢的症状，而过量使用可能会危及生命。

● 左甲状腺素钠和抗甲状腺药作用相反，为什么有时会一起用？

伴有突眼、甲状腺肿大的病友，长期使用抗甲状腺药，会引起甲状腺增大、充血等情况，联合左甲状腺素钠，可以减轻对甲状腺的刺激，缓解突眼、甲状腺肿。此外，有些甲亢的病友，抗甲状腺药的药量多一点就会甲减，少一点甲亢症状就会加重，用量比较难调整。所以短期联合左甲状腺素钠，可以更好地调整抗甲状腺药的用量。需要注意的是，妊娠期妇女不推荐这样使用。

不良反应要知晓

小心药物不良反应：了解和预防药物带来的副作用

药物对于治疗疾病起着重要的作用，但是我们在使用药物时需要注意，它们可能会带来不良反应。今天，我们就来了解一下药物不良反应的相关知识，并提供一些预防的方法。

药物不良反应指的是在使用药物期间，除了产生期望的治疗效果之外，还出现了与治疗目的无关的有害反应。这些不良反应可能是轻微的，比如头晕、恶心；也可能是严重的，比如过敏反应、中毒等。不良反应的发生与药物的性质、剂量、使用方式以及个体差异等因素有关。

那么，我们应该如何预防药物不良反应呢？以下是一些常见的预防措施。

遵医嘱使用药物

在使用药物前，一定要咨询医生或药师，并遵照他们的指导使用药物。不要自行增减用药剂量或更改用药方式，以免增加不良反应的风险。

了解并告知医生药物过敏史

如果你曾经对某种药物或者其成分有过敏反应，务必告知医生。医生会根据你的过敏史选择更合适的药物。

注意药物相互作用

有些药物会相互影响，导致不良反应发生。在使用多种药物时，尤其是处方药和非处方药的联合使用，务必告知医生和药师，以避免不适当的药物相互作用。

了解药物的常见副作用

在开始使用药物之前，了解一些常见的副作用情况有助于我们对可能发生的不良反应有所预期。如果出现明显的不适反应，及时停止使用药物并咨询医生。

定期监测药物疗效和副作用

在使用某些药物时，医生可能会要求进行相关的检查和监测，以确保药物有效性并降低不良反应的风险。务必按照医生的要求进行相关检查和监测。

总之，我们可以通过采取一些预防措施来减少不良反应的风险。重要的是要与医生和药师保持沟通，并按照他们的建议使用药物。记住，正确使用药物，才能更好地控制疾病、提高生活质量。

说明书上副作用那么多，还让不让人安心吃药了！

很多病友看到说明书里写出的不良反应很多，心里不踏实，不敢服药。其实有的药品上市时间长，用量多，说明书罗列的不良反应可能就相对多；有的药品由于上市时间短，不良反应报告少，说明书记录的不良反应就比较少。所以，药品说明书中记录的不良反应多，不一定不安全；不良反应少，也不一定完全安全。任何药品都会有不良反应，能不能用就要从以下几个方面考虑。

⬤ 权衡利弊

对用药的利弊进行权衡，如果用药治疗益处大于不良反应的危害，那么就必须用。

⬤ 注意用药剂量与时间

很多药品不良反应与药品使用剂量和时间有关，且发生率很低。比如某个感冒药说明书里写有肝损害的不良反应，但是发生率仅仅为千分之一或万分之一，或者长期大量使用才会出现。只要适当掌握用药剂量和用药时间，是可以将不良反应的发生率降到最低的。

● 联合用药

对于一些特殊病理状况或特殊生理状况的患者来说，当治疗需要与药品不良反应存在矛盾时，可以采取联合用药的方法抵消不良反应。如胃溃疡活动期患者，若同时患有心血管疾病，需要服用阿司匹林抗凝，而胃肠道反应是阿司匹林的常见不良反应。此时可以咨询医师或药师联合用药减少不良反应，也可以选用其他对胃肠道无刺激的抗凝药。

另外，一些药品上市后，随着用药大众化，一些在试验阶段没有出现的不良反应也会表现出来。所以，国家会不定期地发布药品安全警示和修改说明书。

药品别滥用

● 什么是药物滥用？

药物滥用指的是非医疗目的使用具有依赖特性的药物，使用者对此类药物产生依赖（瘾癖），强迫和无止境地追求药物的特殊精神效应，由此带来严重的个人健康与公共卫生和社会问题。

● 哪些药品具有依赖特性？

麻醉药品比如吗啡、哌替啶、可待因等；精神药品比如氯胺酮、地西泮、阿普唑仑等；其他药品比如复方甘草片、右美沙芬等。如果大剂量、非医疗目的地长期连续使用有依赖性的药品，极易造成滥用，会对健康造成极大损害，甚至危及生命。

● 如何预防药物滥用？

对于患者朋友来说，应当在正规的医疗机构、药店凭处方购买处方药，在服用时严格按照药品说明书或遵医嘱用药，避免超剂量、超范围使用。如果停药后出现不适或用药渴求，应当积极就诊。

对于家属来说，应多注意家里老人和孩子的用药情况，如果存在过量、长时间服用某种药物的情况，或者用药后出现异常反应，需要带家人立即就诊。

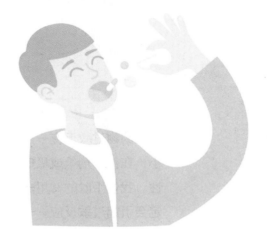

药物过敏知多少

● 哪些药物容易引起过敏呢？

药物过敏反应一般难以预料，与用药剂量无关或关系很小，在治疗剂量或极低剂量时都可能会发生，具有不可预测性。我们平时的常用药物种类很多，但不是每一种药物都一定会引起过敏反应。一般来说，抗生素（如青霉素、头孢类等）、磺胺类药（如复方新诺明等）、止痛药（如布洛芬、对乙酰氨基酚等）、镇静药（如地西泮、阿普唑仑等）、生物制剂（如破伤风抗毒素、人血白蛋白等）等，容易引起过敏反应，所以在使用上述容易引起过敏反应的药物时，需要观察自己身体的变化，如果出现疑似过敏反应，要立刻停药，及时就医，根据过敏的严重程度采取对应的治疗措施。

● 怎样预防药物过敏？日常生活中有何注意事项？

避免药物过敏，预防是关键。注意增强免疫力，积极锻炼，尤其注意不可滥用药物。如遇感冒，应多喝水，多加休息，作息规律，不宜自行服用抗生素等药物。

记住自己对什么药品过敏，在生病就医时，要将自己以往的药物过敏史如实告诉医生，以免误用过敏药物出现严重后果。自己从医院或药店购买了药物，需要遵医嘱和说明书用药，最好仔细看一下药品说明书，一般在说明书的注意事项一栏，会标明"对×××过敏者禁止使用本品"等类似字样。

对于需要做皮试的药物，应在皮试结果阴性的前提下使用，需要注意的是，皮试结果阴性并不表示百分百不会对药物过敏，不可掉以轻心。

服药怕晒太阳，药物光敏反应您知道吗？

炎炎夏日，光照变强，如果服用某些药物后外出，可能会引起药物光敏反应，出现皮肤红肿、瘙痒等症状。究竟什么是药物光敏反应？可能引发光敏反应的药物有哪些？又该如何防治呢？

● 何谓药物光敏反应？

是指使用药物后，暴露于紫外线所产生的不良反应。主要表现为皮肤痒感、红斑、水肿，严重者可起水疱，溃破后形成糜烂或溃疡。根据发生机制，光敏反应分为光毒性反应和光变态反应。

⇨ 光毒性反应：发病率较高，所需药物剂量大，光谱波长范围窄；首次接触就可能发病，一般在用药后几小时内发生光敏反应；光敏反应发生部位为暴露于光照的部位，表现为过度晒伤样反应；没有免疫介导，也没有交叉反应，不能发展为持续性反应，可以被动转移。

⇨ 光变态反应：发病率很低，所需药物剂量小，光谱波长范围宽；首次接触不会发病，一般有 2 天左右的潜伏期；

光敏反应不限于暴露于光照的部位，有湿疹样表现；有免疫介导和交叉反应，可能发展为持久性反应，可能有被动转移。

⬤ 哪些人易发生光敏反应？

皮肤娇嫩者、小儿、老人、女性，以及人体免疫缺陷病、红斑狼疮、免疫功能受损的患者易发生光敏反应。

⬤ 哪些药物容易导致光敏反应？

➪ 喹诺酮类：环丙沙星、左氧氟沙星、依诺沙星、氟罗沙星、洛美沙星、培氟沙星、司帕沙星、加替沙星、莫西沙星等，可能导致中度至重度光毒性反应，主要表现为暴露于光照部位（如面部、颈部 V 区、前臂伸侧、手背等）的过度日晒反应，出现红斑、皮疹、水疱、水肿等症状。服用该类药物时应当避免过度暴露于日光或紫外线下，如果发生光毒性反应需立即停药。

➪ 四环素类：如金霉素、多西环素等，易引起光毒性反应，症状类似于严重烧伤，建议患者服用该类药物期间不要直接暴露于日光或紫外线下，一旦皮肤出现红斑等应立即停药。

➪ 抗肿瘤药物：如伊马替尼、维莫非尼、替加氟等，服用该类药物发生光毒性反应十分常见，因此需要在服药期间和停药后 7 日内避免日光暴晒或暴露于类似的强光源。

➪ 抗雄激素药物：如氟他胺，易引起的光敏反应为光变态反应，相关症状通常在停药后 4~8 周内消失。

➪ 煤焦油：外用易引起光敏反应，用药部位在 72 小时内应避免日光暴晒。同时，该类药物与光敏药物共用可加剧光敏作用，因此不得与甲氧沙林或三甲沙林等药物合用。

➪ 酮洛芬：局部使用时可能使皮肤对光的敏感性增加，因此建议在治疗期和治疗后两周内避免直接暴露在日光下。

➪ 补骨脂素：该种药物有光敏作用，常与紫外线 A 段照射联合使用，用于治疗多种皮肤病（如银屑病、湿疹等），但治疗过程中必须避免正常皮肤接触该药并受到紫外线 A 段照射，以免引发皮肤红肿、色素增加等光敏反应。

➪ 异维 A 酸凝胶：使用该药物涂抹的部位应避免日光及紫外线的照射，如照射不可避免，应涂上防晒药品或采取遮蔽措施，同时在药物使用期间避免使用日光灯。

● 如何预防光敏反应？

药物的光敏反应一年四季均可发生，特别是在日光强烈的夏季，如果您正在使用易发生光敏反应的药物，应尽量在阴凉处行走，避免在强烈的日光下活动。大家可通过撑太阳伞，戴遮阳帽，穿防晒服，涂可防紫外线A/紫外线B、防晒系数≥50的防晒霜等方式来防御紫外线，避免皮肤直接暴露在阳光下。

过敏体质或者曾经发生过药物光敏反应的患者，就医时要主动告知医生，方便医生选择合适的药物。

● 出现光敏反应怎么办？

出现光敏反应或皮肤损伤应停用此类药物，及时就诊。已发生光敏反应的患者，在症状未消失及症状消失后5日内，应避免太阳光或紫外线照射，以免再次发生光敏反应。

地平类降压药物导致的水肿怎么办？

地平类降压药物属于钙通道阻滞剂类降压药物，这一类降压药物代表药有硝苯地平、氨氯地平、非洛地平等，都是临床常用的一线降压药物。就像多数药品都有不良反应一样，无论进口的还是国产的地平类降压药，都可能引起下肢，特别是踝部水肿。那么发生这一不良反应的原因是什么？发生之后该如何处理呢？

⚫ 钙通道阻滞剂引起的水肿有什么特点？

钙拮抗剂引起的水肿有"早轻晚重"的特点，早晨水肿表现会较轻。

氨氯地平引起水肿的发生率与给药剂量有关，小剂量使用时发生率会较低。

女性发生率比男性高，以氨氯地平为例，参考药品说明书，男性发生率约为 5.6%，女性发生率约为 14.6%。

⚫ 钙通道阻滞剂引起水肿的原因是什么？

钙通道阻滞剂对微循环中前毛细血管（动脉）的扩张作用强，结果造成微循环的血流量增加。对微循环中的后毛细血管（静脉）的扩张作用弱，结果造成静脉压增加，致使液体进入组织间隙，从而引起足踝部水肿。

　　由此也可以看出钙通道阻滞剂引起的水肿不是液体潴留造成的，因此口服利尿药无效。

　　● 遇到钙通道阻滞剂引起的水肿应该这么办？

　　⇨ 注意生活习惯，避免长期站立。抬高腿部，可以减轻水肿。

　　⇨ 减少给药剂量，钙通道阻滞剂引起的水肿与给药剂量有关，减少剂量可以减少甚至消除水肿。

　　⇨ 加用普利类或沙坦类降压药，既扩张动脉又扩张静脉，可以消除钙通道阻滞剂引起的踝部水肿。

　　⇨ 换用其他种类的降压药物。如果患者服用钙通道阻滞剂类的降压药物后水肿比较明显，减量亦无明显改善，则可以考虑停用钙通道阻滞剂，换用其他种类降压药物，如普利类降压药、沙坦类降压药等。

　　总之，如果服用地平类降压药物出现水肿，不必恐慌，及时告知医生，通过改变生活习惯或者改变治疗方案，是可以减轻或者规避这一不良反应的。

他汀不耐受你了解多少?

提到他汀，相信很多人都听过它的大名，他汀是调脂药中的基石，在心脑血管疾病的一、二级预防中都有着不可或缺的作用。随着人们安全用药意识的增强，大家对药品不良反应的关注也越来越多。可能不少朋友都听说过使用他汀可能导致转氨酶升高、肌肉酸痛等，如果出现了这些不良反应就是他汀不耐受吗？就要停止使用他汀类药物吗？实际上他汀不耐受可不是这么判定的，今天就来一起学习一下吧。

🔘 如何判断是否为他汀不耐受?

➪ 患者不能耐受至少两种不同他汀的最低可用剂量；

➪ 患者不耐受与已经确定的他汀相关不良反应或生物标志物明显异常（例如肌酸激酶升高）有关；

➪ 减少他汀用量或停用他汀后症状改善或消失；

➪ 排除药物相互作用、甲状腺疾病、维生素 D 缺乏、既往神经肌肉疾病等诱发因素。

由此进一步将他汀不耐受区分为部分不耐受和完全不耐受。他汀部分不耐受是指患者不能耐受以一定剂量使用一种或几种他汀；他汀完全不耐受是指患者不能耐受任何剂量的任何一种他汀。

● 他汀部分不耐受怎么处理？

其实95%的他汀不耐受患者为部分不耐受。对于他汀部分不耐受患者，可采用以下几步提高其对降脂治疗的长期依从性。

⇨ 换用他汀：重新试用一种不同的他汀，考虑用一种与不耐受的他汀亲水性／亲脂性或代谢途径不同的药物。

⇨ 减少用量：减少他汀的每日剂量，不良反应存在剂量依赖性，较低剂量的他汀有可能降低不良反应的发生。

⇨ 隔日用药：隔日使用一次他汀，其原理和减少用量类似。隔日一次可选择半衰期较长的他汀，如瑞舒伐他汀、阿托伐他汀、匹伐他汀。

⇨ 多药联用：加用另一种降脂药物，如依折麦布、PCSK9抑制剂等。

● 他汀完全不耐受怎么处理？

若患者不能耐受任何剂量的他汀，应考虑用依折麦布。对于有他汀不耐受家族史以及有他汀不耐受风险的患者，可考虑减少他汀用量，同时联用依折麦布，根据心血管风险选择合适的剂量。急性冠状动脉综合征二级预防患者，若对他汀完全不耐受，可考虑停用他汀后联合应用依折麦布和PCSK9抑制剂。

● 他汀的各种不良反应如何应对？

表17　他汀不良反应的应对方法

不良反应	应对方法
新发糖尿病	若出现新发糖尿病，建议以有效剂量继续应用他汀。对于有新发糖尿病风险的患者，可考虑根据风险给予中等强度他汀治疗和（或）联合治疗。接受他汀治疗的患者如有新发糖尿病的主要危险因素，尤其是空腹血糖受损，医生应告知其新发糖尿病风险并监测血糖
谷丙转氨酶升高	如果谷丙转氨酶（alanine aminotransferase，ALT）<3倍正常上限（upper limit of normal，ULN），应继续他汀治疗，4周后复查肝酶，尤其是ALT>2ULN的患者。如果ALT≥3ULN，可考虑使用较低剂量（逐步减量）的他汀。可根据患者的基线风险和血脂水平，立即开始用依折麦布

不良反应	应对方法
有他汀相关的肌肉症状，但肌酸激酶<4倍正常上限	如出现不可耐受的肌肉疼痛，停用他汀2~4周，直至症状消失。高危和极高危患者立即开始用依折麦布。建议肌肉疼痛消失后，重新开始较低剂量他汀治疗
无他汀相关的肌肉症状，肌酸激酶≥4倍正常上限	对于肌酸激酶≥4倍正常上限，无他汀相关的肌肉症状的患者，应停用他汀至少4周，然后复查肌酸激酶。肌酸激酶正常后，可考虑以较低剂量重新使用他汀或与依折麦布联用
有他汀相关的肌肉症状，肌酸激酶>10倍正常上限	如怀疑有严重肌肉损伤，或肌酸激酶>10倍正常上限，应立即停用他汀。症状缓解后，应根据针对他汀完全不耐受患者的治疗建议来进行治疗

应用紫杉类药物致腿部疼痛怎么办？

应用紫杉类药物化疗后关节疼，有时甚至夜不能寐。疼的时候吃点镇痛药，随着时间的流逝慢慢不疼了。但是到下次治疗的时间，应该又会疼了……

今天我们来谈谈使用紫杉类药物后会出现疼痛的原因和治疗方法。

● 紫杉类急性疼痛综合征

紫杉类药物相关的疼痛称为紫杉类急性疼痛综合征，一般表现为肌肉、关节痛，呈全身弥漫性疼痛，症状严重程度与给药剂量呈正相关。通常在使用紫杉类药物后的 1 至 3 天内出现，一周内症状逐渐好转。

应对方法：

▷ 避免局部受凉，可以对疼痛部位进行热敷。

▷ 用药后注意休息，食用新鲜水果蔬菜，保持营养均衡；注意勤喝水，保持大小便通畅，以减轻不良反应。

▷ 若疼痛难以承受，可以遵医嘱服用非甾体消炎药，如布洛芬片、吲哚美辛栓。

● 紫杉类药物相关周围神经病变

应用紫衫类药物后可能会出现手足疼痛、刺痛、麻木、无力等症状，严重影响患者日常生活，降低总体生活质量。应用紫杉类药物发生 3 级或 4 级周围神经病变的概率为 2%~33%。

发生紫杉类药物相关周围神经病变后，感觉症状较为常见，首先出现于足部和手部，表现为部分感觉异常，如麻木、刺痛、振动觉受损和触觉改变等。部分患者可伴有轻度至中度肢体无力。起病缓慢，病初感觉症状可有暂时性缓解，之后可表现为进行性加重。

周围神经病变的发生与紫杉类药物的剂量水平（单次和累积剂量）、输注时间和治疗持续时间相关；另外与年龄、合并症（如糖尿病、甲状腺功能亢进等）、肥胖、吸烟史、饮酒史等也有一定的相关性。

应对方法：

⇨ 在接受治疗时，如有任何手足麻木、刺痛症状，及时向医生报告。

⇨ 对于手足麻木患者需教育其做到五防：防跌倒、防磕碰、防烫伤、防冻伤、防锐器伤。例如，在使用热水时，手足感觉异常，测不出水温，可以让家人协助或者多放些凉水再使用，以防烫伤；在炎热的夏季避免长时间在户外，避免晒伤。

⇨ 对于平时饮食，选择易消化并富有营养的软食，补充维生素 B1 含量高的食物，如大麦、青稞、小米等杂粮，以及大豆、白菜、坚果等。

⇨ 可在输注紫杉醇白蛋白时使用加压手套或冰手套，减少周围神经病变的发生。

● 其他注意事项

⇨ 用药后可能会出现疲劳、嗜睡等不适，尽量避免驾驶和操作机械。

⇨ 用药后免疫力可能有所下降，避免去人群密集的场所。

⇨ 用药后可能会出现白细胞减少、血小板减少、血红蛋白降低，请按时复查血常规。还可能会影响肝功能，注意复查肝功能。

相互作用应牢记

食物与药物的相互作用，您了解吗？

众所周知，不同药物之间可能发生相互作用，其实食物和药物亦可发生相互作用，有些可能无临床意义，然而有一些可能是致命的。

🍷 酒精

酒精极易与药物发生相互作用。酒精对中枢神经有抑制作用，如果和镇静剂（如安定）或阿片类止痛药同服，会造成神经被过分抑制，导致嗜睡甚至昏迷，严重时可能引发致命的呼吸抑制。"吃头孢不能喝酒"为大众所熟知，这是因为酒精会与头孢菌素（如头孢替坦、头孢曲松）、甲硝唑等抗生素发生双硫仑样反应，引起面部潮红、头痛恶心、胸闷气短等一系列症状。

🍊 葡萄柚

葡萄柚，也叫作西柚。它含有一种名为呋喃香豆素的物质，能抑制肝脏和肠道细胞中一种重要的酶。这种酶在多种药物代谢中起到重要作用。一旦它被抑制，药物不能正常代谢、灭活，就会在体内过度累积，产生等同于服药过量的副作用。葡萄柚能与很多药物发生相互作用，包括常用的降血脂类（他汀类）药物，治疗高血压的硝苯地平，治疗心律不齐的胺碘酮，一些抗焦虑药物（如丁螺环酮），某些抗过敏药（如非索非那定），抗肿瘤靶向药物（如吉非替尼、厄洛替尼）等。

◉ 绿叶蔬菜

菠菜、甘蓝、莴苣、花椰菜、豌豆、香菜等绿叶蔬菜含有丰富的维生素 K。维生素 K 有促进凝血的作用，因此会降低华法林的药效。但这不意味着服用抗凝剂的患者需要杜绝食用绿叶蔬菜，只是需要限制这些食物的摄入，且保持每日维生素 K 摄入总量恒定。

◉ 奶酪

奶酪、动物肝脏、蚕豆和一些发酵食品中含有丰富的酪胺（一种氨基酸衍生物）。某些药物会干扰酪胺代谢，导致酪胺在体内累积，造成血压骤升。这些药物包括某些抗抑郁药（如苯乙肼、环苯丙胺）和抗菌药物（如利福平）。

◉ 含咖啡因的食物

绿茶、红茶、乌龙茶、咖啡等含有咖啡因的饮料根据服用的药物的不同作用也不同。精神神经药、苯二氮平类药物会抑制体内咖啡因的分解，与上述饮料同服会产生中枢神经刺激作用（神经过敏、烦躁不安、失眠等）。强心、支气管扩张类药物与上述饮料同服会增强中枢神经刺激的作用。另外，咖啡因还会抑制茶碱等物质的体内代谢。

◉ 牛奶、酸奶等乳制品

抗菌药（新喹诺酮类、四环素类、头孢类）的成分会与牛奶中的钙结合，降低药物的吸收和作用。服药后 2 小时内不要食用乳制品。应用洋地黄类药物如地高辛等，需少食含钙高的食品如香菇、牛奶、鸡蛋等，因钙离子能增强洋地黄类药的毒性。另外，治疗消化性溃疡的药和治疗骨质疏松症的药若与乳制品同服，有时会出现高钙血症等副作用。

◉ 碳酸饮料、清凉饮料

可乐等碳酸饮料（pH 值 2.5~2.9）和清凉饮料（pH 值 3.0~4.0）等酸性饮料与一些药物也有相互作用。例如，用酸性饮料服用阿司匹林的话会比平时吸收得慢；酸性饮料会使部分抗菌药物吸收速度加快，药物在血液中的浓度上升，出现副作用；橙汁等酸性饮料会增加药物的苦味。

为什么说"吃药不喝酒"？

亲戚朋友相聚，免不了要喝酒。但要注意警惕药物与酒之间的相互作用。研究表明约 25% 的急诊患者都与酒精和药物的相互作用有关。

酒精与许多药物之间存在相互作用，可导致药效降低或增强，增加药品不良反应，甚至出现严重毒性反应，导致死亡。

● 酒精是如何影响药物的？

药物药效的强度、维持时间与到达作用部位的量和代谢速率等因素相关，酒精通过影响药物的药物代谢动力学而影响药物的作用。

▷ 酒精与药物竞争相同的代谢酶而抑制药物的代谢，延长和增加药物的作用，从而增加药物的不良反应。

▷ 长期饮酒刺激药物的代谢酶，降低药物的作用。例如喝酒导致药物的代谢酶被激活，在停止饮酒几周内仍可影响药物的代谢，使用某些药物，少量饮酒者比不饮酒者需要更高的剂量。

▷ 长期饮酒可以导致药物转化为有害物质，造成机体组织与器官的损害。

⇨ 酒精能够增加中枢神经抑制剂等药物对中枢神经的抑制作用。

● 吃了哪些药，千万别喝酒？

⇨ 抗菌药物

服用抗菌药物饮酒无异于自酿苦果，这主要是由于双硫仑样反应，其中典型代表为头孢类抗生素（头孢拉定、头孢咪唑、头孢哌酮等）。许多抗菌药物具有与头孢类抗生素相似的作用，患者用药后再饮酒，会出现面部潮红、结膜充血、视觉模糊、头颈部血管剧烈搏动、头晕、恶心，严重时可造成心肌梗死、急性心衰、呼吸困难、休克甚至死亡。这种反应一般在饮酒后15~30 分钟发生，由于部分症状与醉酒相似，很容易漏诊。另外，硝咪唑类药物如甲硝唑、替硝唑、奥硝唑联用酒精也会出现此类不良反应。

提醒：大家在服抗菌药物前后，不要喝酒，药量越大、饮酒越多，这种反应越强，后果也越严重，最好在停药后几天内都不要饮酒。

⇨ 麻醉药

术前使用麻醉药可以使人丧失意识和痛觉，而长期饮酒者需要更大剂量的麻醉药才能达到失去知觉的效果。然而，加大用量会增加不良反应和手术的风险，如增加氟烷和氨氟烷的用量会加剧肝脏损害。

⇨ 非甾体抗炎药

部分心脏病患者以及关节痛患者需长期服用阿司匹林、双氯芬酸钠片等非甾体抗炎药，这类药物通常具有胃肠道不良反应，可导致胃肠道出血，服用期间饮酒会加重这些药物的不良反应，导致消化道大出血等严重后果。有胃肠溃疡史和凝血功能障碍的患者，尤其容易发生这种严重并发症。

⇨ 抗凝药物

华法林可延迟血液的凝固，酒精能够增强华法林的作用，增加患者的出血风险。如果是长期酗酒者则表现为华法林的作用降低，抗凝作用减弱。

⇨ 降压药物

有些高血压患者有这样的体会：喝酒之后，次晨测量血压，发现血压控制得特别"好"，之后又会出现血压"反跳"，明显高于平时的水平。原因在于，酒精能扩张血管，从而增强药物的降压作用。

饮酒后服用降压药，容易出现低血压反应，严重时甚至会引起猝死。肾炎、严重高血压、冠心病和心肌梗死的病人尤其容易发生这样的危象和意外。此外，血压突然降低，会导致血压波动幅度过大，出现"反跳现象"，不利于平稳控制病情。

⇨ 抗肿瘤药物

服用抗肿瘤药物的肿瘤患者也一定要戒酒！即使是少量的酒精，也可能抵消药物杀灭肿瘤细胞的功效，而且还可能促使肿瘤细胞发生转移和扩散，最终大大缩短肿瘤患者的寿命。

此外，大多化疗药物有肝脏毒性，易引起呕吐、恶心等胃肠道反应，酒精对这些不良反应有"推波助澜"的负面效应。

⇨ 其他

除了上面说到的，还有很多药物与酒之间也存在相互作用，例如抗精神病药物（氯丙嗪、地西泮等）、降糖药物、抗组胺药物、抗癫痫类药物等。

所以，服药期间的患者在饮酒前请一定三思再三思！

头孢就酒，真的说走就走？

　　喝酒的时候吃了含甲硫四氮唑侧链的头孢，会使酒产生的乙醛无法氧化为乙酸，在体内蓄积，一般半小时左右后（快的话 5 分钟，慢的话 1 小时），轻者出现颜面或全身皮肤潮红、头昏、头痛、心慌、恶心、呕吐、发热等症状，严重者可能出现胸痛、呼吸困难、休克甚至意识障碍、大小便失禁等，危及生命。这就是人们常说的"头孢就酒"引起的双硫仑样反应。不含甲硫四氮唑侧链的头孢比如头孢曲松、头孢他啶，仍然有致双硫仑样反应的报道，也归为可引起双硫仑样反应的药物。

　　对于能引起双硫仑样反应的药物，建议服药后七天内不要饮酒，因为一般情况下服药七天后药物才会基本代谢完。一旦发生双硫仑样反应，应立即停止饮酒。症状轻者注意保暖，饮用糖水，促进排尿，平卧休息等，一般可自行缓解；如果出现较严重的症状，如面色苍白、喉头水肿、口唇发绀、大汗不止、呼吸困难、呕吐、心率增快、血压下降等症状，应立即拨打 120，同时催吐，清除口腔和鼻腔呕吐物和分泌物，头偏向一侧，以防引起窒息。

很多时候，大家并不知道自己吃的药会不会有双硫仑样反应或带来其他严重风险，所以不要等到出现了再去救治，要以预防为主，吃药不喝酒、喝酒不吃药才是最保险的。"头孢就酒，说走就走"并不是一句玩笑话。药师提醒您：饮酒注意量，好喝莫贪杯。头孢不就酒，健康记心头！

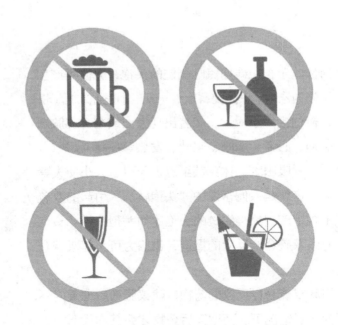

吸烟对十类常见药物的影响

烟草中含有许多有害的物质，如尼古丁等，能够加快药物的代谢速度，影响药物的吸收和效果，吸烟对不同药物的影响如下：

⇨ 抗酸药，如西咪替丁：吸烟会延缓溃疡的愈合，加重出血。

⇨ 降糖药，如胰岛素：吸烟会减少胰岛素的吸收，升高血糖。

⇨ 平喘药，如氨茶碱：吸烟会增加药物排泄，使其平喘作用减退。

⇨ 镇静催眠药，如地西泮：吸烟会使机体对药物的敏感性降低，药效变差。

⇨ 抗精神病药，如氯丙嗪：吸烟会降低药效，患者易出现头昏、嗜睡等不适。

⇨ 利尿剂，如呋塞米：吸烟会降低药物的利尿作用。

⇨ 降压药，如美托洛尔：吸烟会使药物的降压及心率控制作用减弱。

▷ 避孕药，如炔诺酮：吸烟会增加药物的心血管不良反应。

▷ 抗凝血药，如华法林：吸烟会降低药物浓度，减弱抗凝效果。

▷ 解热镇痛药，如阿司匹林：吸烟会影响药物代谢，降低疗效。

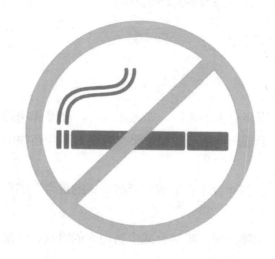

葡萄柚汁虽好喝，但不可与这些药物同服

葡萄柚，别名西柚，柔嫩多汁，但您可能不知道，在葡萄柚汁美味可口的背后，却有着一股"神秘力量"。如果葡萄柚汁喝得不对，背后的"神秘力量"其实是很危险的。

葡萄柚中含有一种名为呋喃香豆素的天然化学物质，它可以抑制人体细胞 CYP3A4 酶的活性，而这种酶参与多种药物代谢。酶的活性被抑制，就会使同服的药物在体内蓄积，疗效增强，毒副反应也同时增强。

● 葡萄柚汁会对哪些药物产生影响呢？

⇨ 二氢吡啶类降压药（地平类）

研究发现，非洛地平的生物利用度在同服葡萄柚汁后会增加 164%~469%，从而使血压显著下降，心率明显加快。且其效果与饮用葡萄柚汁的多少无关，也就是说，即使少量的葡萄柚汁，也可使降压药的效果增强数倍。此外，受其影响的降压药还有氨氯地平、硝苯地平等。

▷ 华法林

华法林为抗凝血药，葡萄柚汁能够增强华法林的效果，从而使凝血时间延长，导致高出血风险。

▷ 他汀类调脂药

包括辛伐他汀、洛伐他汀、阿托伐他汀等。葡萄柚汁可以提高该类药物的血药浓度，从而使横纹肌溶解的发生率增加，严重时可导致急性肾衰竭。

▷ 镇静催眠药

葡萄柚汁可使地西泮、咪达唑仑等镇静催眠药进入血液循环的量显著增加，在正常剂量下，可能会发生呼吸抑制等严重不良反应。

▷ 环孢素

环孢素是一种免疫抑制剂，常用于预防器官移植后的排异反应。葡萄柚汁可使环孢素在体内蓄积，从而导致肾毒性的增加。

● 用药小贴士

▷ 受葡萄柚汁影响的药物不仅仅限于以上几种，因此服药前后应尽量避免饮用葡萄柚汁，即使间隔数小时也不可。研究表明，间隔 10 小时后，葡萄柚汁对药物的影响仍高达 50%。

▷ 服药前仔细阅读药品说明书，一些会与葡萄柚汁发生相互作用的药物，说明书上会写明禁止与葡萄柚汁或新鲜葡萄柚同时服用。

▷ 服用多种药物的患者，尤其是老年人，药物相互作用发生的概率更高，服药前最好咨询医师或药师。

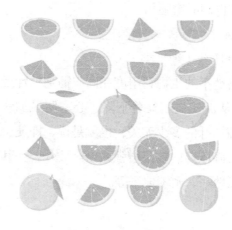

除了西柚，还有哪些与药"较劲"的水果？

水果含有丰富的维生素、膳食纤维等营养物质，除了日常食用，还可以在疾病的食疗中发挥重要作用。但多数水果含有柠檬酸和苹果酸，会改变肠道中的酸碱环境，从而间接影响到药物的吸收；有些水果中的成分会干扰人体的代谢酶，使药物代谢酶的活性下降，增加不良反应发生的概率。因此，服用药物的特殊人群要特别注意日常食用的水果与所服用的药物之间是否存在相互作用。

下面就一起来了解一下几种常见水果与药物之间关系吧！

● 香蕉

香蕉，富含钾和镁，正在服用保钾类的药物如血管紧张素转换酶抑制剂（普利类）、利尿剂（螺内酯）的患者，特别是严重肾病患者食用过量的香蕉可能导致危及生命的高钾血症，因此建议此类患者在食用之前寻求医生、药师的建议。

● 牛油果

牛油果，又称油梨，富含不饱和脂肪酸、膳食纤维、维生素与矿物质，是一种营养价值很高的水果。值得我们注意的是牛油果中含有较多的酪胺。单胺氧化酶抑制剂，如司来吉兰、吗氯贝胺、异唑肼等可以抑制酪胺的降解，酪胺蓄积会导致血压升高，因此须警惕牛油果与该类药物合用造成的高血压危象。

● 苹果

苹果，含有丰富的有机酸、维生素、微量元素、膳食纤维等。"一天一苹果，疾病远离我"流传已久，那么这句话适用于所有人吗？

有研究发现，苹果汁可以显著降低抗过敏药非索非那定的血药浓度。苹果汁也可影响抗高血压药阿替洛尔的血药浓度，研究发现，摄入 1 200 mL 苹果汁后，阿替洛尔血药浓度显著下降。患者在服用上述药品的同时食用苹果可能会导致药效降低，达不到预期的治疗效果。

简而言之，由于水果中存在的植物化学物质复杂，加上人体的个体差异，水果影响所服药物的药效学结果不能一概而论。为了避免水果与药物潜在的相互作用，最好的建议是：服药前后 1~2 小时不宜吃水果；如无特殊需求，口服药物时宜喝水送服。

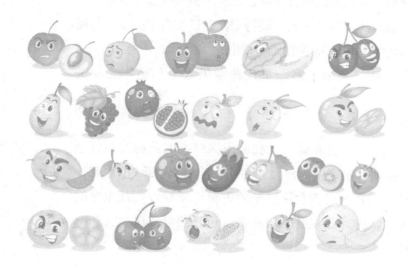

吃颗蚕豆就要命？蚕豆病患者这些食物和药品不能碰！

总是有人会问吃了蚕豆会发生溶血这是真的吗？人类是不是不能吃蚕豆？什么是蚕豆病呢？

什么是蚕豆病？

蚕豆病是葡萄糖 -6- 磷酸脱氢酶（glucose-6-phosphate dehydrogenase，G6PD）缺乏症的一个类型，表现为进食蚕豆后引起溶血性贫血。小儿的发病率显著高于成人，蚕豆病可是个"重男轻女"的病，最常发生于 1~5 岁男孩。表现为摄入蚕豆后 5~24 小时出现急性血管内溶血的症状，包括全身不适、疲倦乏力、头痛、恶心、背痛、寒战及发热，后会出现血红蛋白尿（尿色如浓红茶甚至如酱油）和黄疸（巩膜轻度黄染）。一般病例症状持续 2~6 天，严重者如果不及时进行输血可能致死。

如果发生急性溶血，该怎么办？

在出现上述症状后，应该及时就诊，去最近的医院。不要自行服用任何药物。仔细回忆并记录过去 48 小时内吃过的所有食物和药物，告知医务人员。

⬤ 蚕豆病患者不能吃哪些食物？

除了新鲜蚕豆外，所有的蚕豆制品如豆瓣酱、茴香豆等，其他食物如苦瓜也不能吃。下表中列出了详细的食物禁忌。

表 18　蚕豆病患者的食物禁忌

豆类	禁止食用蚕豆，并且避免在蚕豆花开、结果或收获的季节去蚕豆种植地。尽可能避免食用所有豆类及其制品，如豌豆、扁豆、大豆、豆浆、大豆酱、豆豉、豆腐、豆皮、豆渣、腐竹、组织化大豆蛋白、组织化植物蛋白、含大豆的味精等
亚硫酸盐	亚硫酸盐常作为食物防腐剂加入食品中，务必仔细阅读食品包装上标明的成分
薄荷醇	薄荷醇在牙膏、糖果、薄荷糖、漱口水及其他产品中广泛存在，很难避免，因此在使用前务必仔细辨别。但是从天然薄荷油中提取出的薄荷是完全可以食用的
人工食用色素	可以导致溶血，但是存在于天然食物中的色素是可以食用的
人工维生素 C	通常大剂量摄入人工维生素 C 会导致溶血。由于市场上的食品标签上并没有区别天然和人工维生素 C，很难辨别，应特别注意
铁补充剂	G6PD 缺乏症患者发生溶血时，血液内铁含量增高到不健康水平，不适于再补充含铁的食品，铁超标会导致心脏和肝脏病变
维生素 K	维生素 K 有导致溶血的风险，尽管风险比较小，但是对于 G6PD 缺乏症患者来说，除非有因缺乏维生素 K 而导致的内出血高风险，否则应尽可能避免食用维生素 K
苦瓜	苦瓜中含有奎宁，易引起溶血，应避免食用
红茶、绿茶提取物	红茶和绿茶提取物可明显降低 G6PD 缺乏症患者还原型谷胱甘肽水平，加重溶血发生，应避免食用
桑葚	桑葚中含有过敏物质及透明质酸，过量食用后容易发生溶血性肠炎
脆肉鲩	是一种用蚕豆喂养的草鱼，食用后会引起溶血

● 哪些药蚕豆病患者不宜使用?

表 19　蚕豆病患者的药物禁忌

解热镇痛药	乙酰苯胺、安乃近
抗麻风药	阿地砜钠、氨苯砜
眼科用药	多佐胺、布林唑胺
抗疟药	甲氟喹、米帕林、帕马喹、戊胺喹、伯氨喹、羟氯喹
抗菌药物	环丙沙星、依诺沙星、呋喃唑酮、洛美沙星、呋喃妥因、培氟沙星、吡哌酸、螺旋霉素、磺胺醋酰、磺胺二甲嘧啶、磺胺甲恶唑、磺胺吡啶、甲砜霉素
降糖药	格列齐特、格列美脲、格列吡嗪
其他	乙酰唑胺、维生素C、布比卡因、二巯基丙醇、维生素 K_4 硫酸钠、维生素 K_3 亚硫酸氢钠、亚甲基蓝、呋喃西林、硝酸甘油、丙磺舒、奎尼丁、硝普钠、柳氮磺吡啶

● 蚕豆病患儿能像正常人一样生活吗?

可以。如果避免使用上述提及的药物和食品，可以和正常人一样生活。了解您或您的宝宝是否有这种基因缺陷是非常重要的，这样您就可以注意饮食和药物，并在医生开药前提醒医生。

二甲双胍＋酸奶，中不中？

老王：听说服用二甲双胍期间喝酸奶，会引起那个什么乳酸酸中毒。

老李：真的假的？我一直这么用啊。我都是饭前喝杯酸奶，现在没啥感觉啊。

老王：我也是听说，双胍配酸奶，严重了要命啊，也不知道真假。

● 观点一：不能一起服用

二甲双胍可能会增加乳酸的生成，说明书上写着呢，用药可能引起乳酸酸中毒。酸奶中的乳酸菌可以将乳糖转变为乳酸，所以两者一起服用会导致乳酸堆积，有引起乳酸酸中毒的风险。因此不能一起用！

● 观点二：能一起服用

二甲双胍引发乳酸酸中毒的情况极为罕见，酸奶营养丰富，有促进消化吸收的作用，正好能够减轻二甲双胍的胃肠道副作用，两者配合很完美！

● 那二甲双胍到底能不能配酸奶？

二甲双胍配酸奶是可以的，但如果您存在肝肾功能不太好、摄入大量酒精、有脱水症状、大剂量使用二甲双胍（每天 2 000 mg 用量）和酸奶等情况时，可能会导致身体内乳酸的堆积，引起乳酸酸中毒，故上述情况下应尽量少喝或者不喝酸奶。排除以上因素的糖友，在服用二甲双胍时，是可以适量饮用酸奶的。

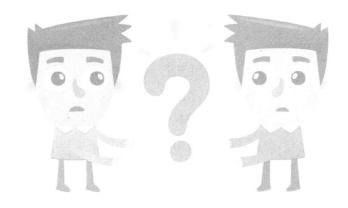

服用异烟肼的结核病人，吃鱼有讲究

患者小王因结核病住院治疗了大半个月，出院后继续服用含异烟肼在内的几种抗结核药巩固疗效。眼看小王得结核病以来消瘦了许多，小王妈妈便到超市买了点金枪鱼给小王补充一下营养。孰料，饭后不一会儿小王皮肤发红、发痒，头晕，心跳加快，腹痛难忍，家人忙叫 120 急救车送往医院抢救。

医生进行病史询问和相关检查后，判断小王由于吃金枪鱼引起了组胺中毒。

家里其他人也吃了金枪鱼，为什么其他人都好好的，唯独小王有事？罪魁祸首正是异烟肼 + 金枪鱼。

● 什么是组胺中毒？

组胺中毒是指因食用含组胺较多，或不新鲜的、腐败的食物后，体内组胺蓄积过多，导致毛细血管扩张和支气管收缩，引起脸红、头晕、心悸、呕吐等过敏性反应。

● 组胺中毒的症状

组胺中毒的症状，轻者表现为恶心、头晕、头痛、眼结膜充血等；重者可见颜面潮红、心悸不适、口周麻木感，以及呕吐、腹泻、呼吸困难，甚至血压骤升，出现高血压危象或脑出血等。发病较快，潜伏期一般为 0.5~1 小时，最短只有 5 分钟，长者达 4 小时。

● 服用异烟肼的结核病人，为什么吃鱼会引起中毒？

正常情况下，高组胺鱼类的鱼肉中，含有大量的组氨酸。吃鱼后，组氨酸在人的肝脏内被转化为组胺，再由单胺氧化酶予以氧化灭活，不会引起组胺蓄积的中毒反应。结核药异烟肼能抑制单胺氧化酶，阻止组胺的灭活，从而使组胺在人体内蓄积发生中毒反应。轻度中毒只要停止食用高组胺鱼类即可自行缓解，必要时可服氯苯那敏、苯海拉明，不能自行缓解或严重者应立即送医院抢救治疗。

● 服异烟肼期间哪些鱼不能吃？

高组胺鱼类主要是青皮红肉的海产鱼，如马鲛鱼、金枪鱼（在一些寿司店里也称鲔鱼、吞拿鱼）、沙丁鱼、青占鱼（也叫鲐鲅鱼）、秋刀鱼等，还有河产鲤鱼、腌鱼也含较高组胺。

鱼肉中所含组胺的量和鱼的新鲜度有关。一般来说，就算是新鲜度很高的鱼，或多或少都含有一定量的组胺；若鱼体遭到细菌污染，鲜度降低，就会生成大量组胺，此时食用就更容易发生过敏性中毒。

异烟肼是治疗结核病最常用的一线用药，除了少部分耐药的结核病人，多数得了结核病的人都需要服用异烟肼。因此服用异烟肼的结核病人在饮食上应特别注意，避免食用组胺含量高的鱼类。

● 停止服用异烟肼后能马上吃鱼吗？

异烟肼对单胺氧化酶的抑制作用一般于停药 2 周后才逐渐消失。因此停止服用异烟肼后 2 周内不建议吃高组胺鱼类。

● 容易遗漏的含异烟肼的药物

一些市售抗结核的组合药也含有异烟肼成分，光看药品名称不易引起注意（表 20）。结核病人服药时应注意仔细阅读药品说明书，辨别药品成分是否含有异烟肼，避免服药期间食用高组胺鱼类。

表 20　含异烟肼的常见药物

药品名称	成分
对氨基水杨酸异烟肼片 （也称帕司烟肼片）	对氨基水杨酸异烟肼 （在体内可分解为异烟肼发挥抗结核作用）
异福胶囊	每粒含异烟肼 0.075 g
乙胺利福异烟片	每片含异烟肼 0.120 g
乙胺吡嗪利福异烟片	每片含异烟肼 0.075 g

预防保健有诀窍

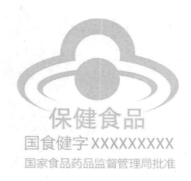

保健食品
国食健字XXXXXXXXX
国家食品药品监督管理局批准

药师提醒：保健食品不是药品

现在很多患者被某些厂家的夸大宣传和推销搞晕，以为保健食品能治病，错把其当作药品来服用，药师今天就来跟您说说保健食品到底是什么。

● 什么是保健食品呢？

保健食品，是指声称具有保健功能或者以补充维生素、矿物质等营养物质为目的的食品。保健食品适宜于特定人群食用，具有调节机体功能的作用，不以治疗疾病为目的，并且对人体不会产生任何急性、亚急性或慢性危害。国家将可以用于生产保健食品的原料列入保健食品原料目录，只有用目录内的原料生产的产品，才能申请注册成为"保健食品"。由此可见，保健食品的本质是食品，并不是药品。

● 哪些原料可以纳入保健食品原料目录呢？

根据《保健食品原料目录与保健功能目录管理办法》，除维生素、矿物质等营养物质外，纳入保健食品原料目录的原料应当符合下列要求：

⇨ 具有国内外食用历史，原料安全性确切，在批准注册的保健食品中已经使用。

⇨ 原料对应的功效已经纳入现行的保健功能目录。

⇨ 原料及其用量范围、对应的功效、生产工艺、检测方法等产品技术要求可以实现标准化管理，确保依据目录备案的产品质量一致性。

由此可见，保健食品属于具有特定保健功能的"特殊食品"。

● 是不是保健食品可以有病治病、没病强身呢？

当然不是！我们身体的代谢能力是有限的，对于某种营养元素，如果身体不缺或者强行补充太多，只会增加身体的负担，加重身体的损伤问题。我们还是提倡好好吃饭，好好休息，不过度消耗身心。健康不是靠走捷径得到的，不能靠一小片保健品解决身体健康的全部问题。保健食品的标签说明书可以标示保健功能，但国家对保健功能也是有目录管理的。具体何为"保健功能"不好解释和记忆，但您只要记住，如果包含以下内容的"保健功能"，那么一定是不合法的：涉及疾病的预防、治疗、诊断作用；庸俗或者带有封建迷信色彩；可能误导消费者等其他情形。

● 有没有更简单、直接的避坑方法呢？

当然有！您只需要认清药品与保健食品的标识即可。药品有药品批准文号，而保健食品必须有"小蓝帽子"标识，以及注册号。国产保健食品注册号为"国食健字 G+4 位年代号 +4 位顺序号"；进口保健食品为"国食健字 J+4 位年代号 +4 位顺序号"。

保健食品只能没病强身，如身体已出现不适，还是应及时就医，以免贻误治疗时机。保健食品可以吃，但是不要以治病为目的，吃多少也要适当。无论是购买药品还是保健食品，都别光看广告，也别偏听偏信各种所谓的疗效，而是要看清标识，适合自己的才是最好的。

如何科学看待保健品？

随着人们生活水平的提高，很多中老年人开始关注自己的生活质量，越来越注重保健养生，总想买点保健品之类的。实际上我国对于保健品没有法律上明确的定义，保健品一般指保健食品的通俗说法。首先要明白一点，保健品不属于药品。保健品是介于食品与药品之间的特殊食品，不具有治疗疾病的作用，可能具有一定的保健功能，如补充维生素、矿物质等作用。

保健品的使用要因人而异，不能盲目跟风。比如存在长期饮酒、加班熬夜、饮食不规律等情况的人群，在生活方式很难调整的情况下，可以在医生的指导下，用一些营养补充剂，或者用一些功能型保健食品来调整自身机能。

很多中老年人觉得"是药三分毒"，而保健品"没有副作用"，吃保健品比吃药安全多了，这是错误的认识。有一些保健品存在虚假或夸大宣传的现象。有的广告说，某某食品能治疗高血压、糖尿病，其实是抓住了中老年人"药补不如食补"的心理。有的广告说深海鱼油能治疗"三高"，虽然深海鱼油对软化血管、降低血脂有一定的效果，但是没有任何权威临床资料证明，该产品具备治疗"三高"的功能。也就是说，你花钱买的保健品，可能跟每周吃上两三次的深海鱼，效果差不多。

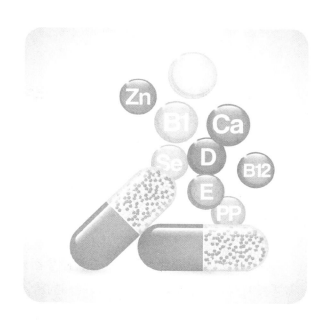

"慢性病告别终身服药"是骗局吗？

不可迷信偏方和灵丹妙药。目前的医学能力，还不能根治糖尿病、高血压等常见慢性病，所以平时听到的"根治""不需要终身服药"等宣传语，就是抓住了大家不想终身吃药的心理，统统都是谎言。同时一些所谓的偏方、灵丹妙药，里面的药品成分都不明确，服用的话有可能对身体造成其他的伤害。

● 病"好了"能停药吗？

慢性病一般需要终身服药。在健康生活方式的基础上，需要长期按时按量用药，吃了一段时间的药，疾病"好了"，也不能擅自停药。因为吃着药疾病"好了"，不代表疾病真的好了，如果擅自停药，可能会使疾病复发。如果不能坚持服药，不仅疾病控制不好，还会增加患并发症的风险。

● 长期服药会成瘾吗？

因为很多慢性病不能根治，所以需要长期服药来控制，但并不是身体对药物成瘾了，平时说的长期吃药容易成瘾，一般是指精神和麻醉药物，对于这些有成瘾性的药物国家都有特殊的管理办法。治疗糖尿病、高血压的这些药物，根本没有成瘾性，大家就不用再担心了。

大家平时要注意养成低盐、低油、低糖的饮食习惯，保持良好生活习惯，保护口腔健康、体重健康、骨骼健康，坚持长期正确服用药物。把疾病控制好了，健康快乐地生活，才是最终的目标。

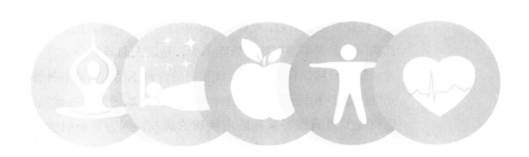

保健品增强抵抗力？吃多了更易出问题！

很多中老年人喜欢买一些保健品，觉得吃保健品对身体好，还能增强抵抗力，吃保健品多多益善。这样做真的对吗？其实保健品需不需要吃、该吃多少，是因人而异的。

如果日常饮食中维生素 D 和钙的含量不足，需要额外补充维生素 D 和钙剂，可以选择含维生素 D 或钙剂的保健品。患有克罗恩病或者某些肠道疾病的病友，因为胃肠吸收功能欠佳，可能会导致维生素 B_{12} 缺乏，也可以选择补充含有维生素 B_{12} 的保健品。很多老年人会出现眼睛黄斑变性，可适当补充含有维生素 E、类胡萝卜素、锌和铜的保健品。

需要注意的是，服用保健品一定要适量。如果过量使用保健品，容易引起中毒，损害健康。比如：

⇨ 维生素 D，过量使用后可能形成结石。

⇨ 维生素 B_6，过量使用会损伤神经，影响肢体功能。

⇨ 维生素 E，过量使用可能导致中风，引起脑出血

⇨ β- 胡萝卜素，过量使用会增加吸烟者患肺癌的风险。

　　大家要清楚，日常所需的维生素和矿物质最好的获取来源是食物，而不是保健品。日常的合理饮食、适度运动、保持乐观心态是健康的前提。中老年朋友平时可以多参加社区举办的免费义诊和健康讲座，订阅主流的健康杂志或者上网关注权威的健康科普类媒体号，通过正确的渠道获取健康知识。

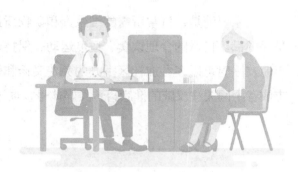

平时吃着很多药，还能再吃保健品吗？

　　很多中老年人保健意识强，是好事。但是对于患有慢性病的中老年人来说，平时长期吃着很多药，还能再吃保健品吗？有些保健品和药物一起服用，可能会降低药物的效果，甚至影响肝、肾功能。

　　比如服用阿司匹林期间吃含有鱼油、维生素E的保健品，可能会增加出血风险；铁剂和含有钙剂的保健品联用，会干扰铁的吸收；服用过量含维生素K的保健品会干扰抗凝药（如华法林）的抗凝作用；洋地黄与含有钙剂的保健品联用，有中毒风险。

　　所以说很多药是不能和保健品一起服用的。服药期间如果想使用某种保健品，要向医师、药师等专业人员寻求指导，判断能否一起服用。保健品对身体到底能带来多大作用很难衡量，我们不能过分依赖。如果吃了保健品，反而降低了药物的作用，那就得不偿失了。

鱼油还是鱼肝油，怎么选才正确？

如今保健品多种多样，很多人会给自己或者亲人购买，比如深海鱼油，大家认为它有预防心血管疾病的作用。网络上与"鱼油"相关的名称很多，比如鱼肝油、深海鱼油、鱼油补充剂等，让人选择时充满困惑。虽然它们的名称很相似，但实际上却有所不同。

成分有区别

⇨ 鱼肝油是直接从鲨鱼、鳕鱼等海鱼的肝脏中提取出来的脂肪，一般是黄色或橙红色的澄清液体，其主要成分是脂溶性维生素 A 和维生素 D。

⇨ 深海鱼油是深海鱼体内全部油脂类物质的总称，包括脑油、肝油和体油。虽然来源都是鱼类，但深海鱼油与鱼肝油的成分完全不同。高纯度深海鱼油富含 ω-3 脂肪酸，包括二十二碳六烯酸（docosahexaenoic acid，DHA）和二十碳五烯酸（eicosapentaenoic acid，EPA）。

⇨ 普通鱼油补充剂则是市面上较常见的含有不同纯度 ω-3 脂肪酸的保健品。

● 作用有差异

⇨ 鱼肝油中的维生素 A 有维持正常视力的作用，可以防止夜盲症，还能促进骨细胞的分化，强健骨骼，促进细胞增长，防止皮肤粗糙。鱼肝油中的维生素 D 可以维持血液中的钙、磷水平，有效预防儿童佝偻病和老年骨质疏松症。适量服用鱼肝油，还有助于降低心脏疾病的发生风险。

⇨ 深海鱼油含有 DHA 和 EPA 两种营养物质。DHA 被称为"脑黄金"，是大脑和视网膜的重要构成成分；EPA 存在于全身细胞和血管中，有"血管清道夫"的美誉。

⇨ 市售的普通鱼油补充剂大多纯度较低，效果不明显。

● 适用人群不一样

⇨ 鱼肝油主要适用于幼儿、孕妇和哺乳期女性等有补充维生素 A 和维生素 D 需求的人群。

⇨ 深海鱼油的适用人群比较复杂。高纯度深海鱼油制剂有两类适用人群，第一类是 20 岁及以上甘油三酯重度升高的人群；第二类是 20 岁及以上，虽然甘油三酯为轻中度升高，但已患有动脉粥样硬化性心血管病或糖尿病，又或者有心血管疾病高危风险的人群。这两类人群可以使用高纯度鱼油制剂来控制血脂。需要强调的是，这里的鱼油制剂是"处方药物"，而非一般的保健品。

当然，深海鱼油不能代替常用的降脂药物，对于低密度脂蛋白胆固醇升高或合并心血管动脉粥样硬化的患者，国内外指南均推荐首选他汀类药物治疗。

不是所有人都适合服用深海鱼油，有些人服用后可能会出现轻微不适，如打嗝、腹泻、恶心等胃肠道不良反应，一般随餐服用可以减轻这些不良反应。

普通人是否需要提前服用抗病毒药物预防流感？

　　流感，是流行性感冒的简称，是由流感病毒感染引起的一种急性上呼吸道传染病，可引起发热、头痛、乏力、咳嗽、全身不适等症状。流感是一种自限性疾病，大多数患者只需对症处理即可，包括良好的休息，多饮水，必要时使用解热镇痛药物等。但流感高危人群（如 5 岁以下的儿童、65 岁以上的成人、伴有慢性疾病的患者等）易有重症倾向，提倡感染早期（最好在 48 小时内）及时进行抗病毒治疗以减轻症状，缩短病程，减少并发症。

　　但是普通人在未感染流感病毒或者未出现流感相关症状的时候，是否需要提前服用抗病毒药物来预防流感呢？

　　首先，如果您未长期处于流感患者密集的环境内且未与流感患者密切接触，原则上不推荐常规应用流感药物进行预防。毕竟"是药三分毒"，不合理的使用不仅起不到治疗疾病的作用，还可能对人体产生危害。但对于有流感病毒密切接触史的人，尤其是高危人群，建议在症状出现之前使用抗病毒药物进行预防。感染早期，病毒载量较低的时候尽早使用抗病毒药物能够起到较快较好的治疗效果。

但是抗病毒药物品种不能随意选择。下面为大家盘点几种常见的口服抗流感病毒药物，见表21。

表21　常见口服抗流感病毒药物

	奥司他韦	阿比多尔	马巴洛沙韦
适应证	成人和1岁及1岁以上儿童的甲型和乙型流感的治疗；成人和13岁及13岁以上青少年的甲型和乙型流感的预防	由甲型、乙型流感病毒引起的上呼吸道感染	12周岁及以上单纯性甲型和乙型流感
特殊人群用药	老年患者无须调整用药剂量；轻中度肝功能不全患者无须调整剂量	老年人与儿童的用药数据尚不充分；严重肾功能不全者慎用	体重过轻（小于40 kg）的老年人慎用；重度肝肾功能损害患者慎用
注意事项	常见恶心、呕吐等不良反应	有恶心、腹泻、头晕和血清转氨酶增高等不良反应	常见腹泻、恶心等不良反应；避免与乳制品、钙强化饮料或口服补充剂（如钙、铁、硒或锌）同时服用

以上三种抗流感病毒药物，只有奥司他韦明确可以用于预防流感，也就是说如果普通人有流感病毒接触史，预防使用抗病毒药物时首选口服奥司他韦（根据年龄不同选择不同的剂型）。同时还要提醒大家，奥司他韦属于处方药，且预防用药剂量与治疗用药剂量有所不同，请在医生和药师的指导下使用，不建议自行用药。

流感"预防用药"要慎重，不要随意把抗病毒药物作为预防感冒的药物使用。对于有流感病毒接触史的人来说，"预防用药"虽不失为权宜之计，但不能滥用，特别是不宜过早使用。因为"预防用药"有很大的盲目性，病毒有成千上万种，预防用药没有针对性，如果选择的药物并不针对所感染的病毒，那么不仅没有预防效果，可能还会带来危害。需要注意的是药物预防不能代替疫苗接种，接种流感疫苗仍是预防流感最有效的手段。

流感疫苗那些事儿

接种流感疫苗是预防流感病毒感染最有效的手段。接种流感疫苗需要注意些什么呢?

● 什么人需要接种呢?

年龄大于 6 个月,无禁忌证的人群都可以接种。其中 6 月龄至 5 岁儿童、60 岁以上老年人、慢性病患者、医务人员、6 月龄以下婴儿的家庭成员和看护人员、孕妇或准备在流感季节怀孕的女性应优先接种。

● 什么时间接种呢?

流感病毒每年可引起季节性流行,以冬春季流行为主。流感疫苗通常在接种 2~4 周后产生保护作用,6~8 月后作用开始衰减,因此最好在每年的 10 月底前完成接种。接种完成后要观察 30 分钟再离开。

● 接种剂次是多少呢?

既往未接种过流感疫苗的,6 月龄至 8 岁儿童接种 2 次,间隔时间要大于 4 周;9 岁及以上儿童和成人接种 1 次即可。既往接种过流感疫苗的,所有人仅需接种 1 次即可。

● 接种部位是哪里呢？

成人和大于 1 岁儿童首选上臂三角肌，6 月龄至 1 岁婴幼儿的接种部位以大腿前外侧为最佳。患有血小板减少症或其他出血性疾病的人群，肌内注射时可能发生出血的危险，建议采取皮下注射。

● 常见哪些副作用呢？

主要表现为局部反应，如接种部位出现红晕、肿胀、硬结、疼痛、烧灼感等；全身反应，比如发热、头痛、头晕、嗜睡、乏力、肌痛、周身不适、恶心、呕吐、腹痛、腹泻等。通常是轻微的，一般几天就自行消失，极少出现重度反应。

● 禁忌有哪些？

对疫苗中所含任何成分过敏者不能接种。轻中度急性疾病患者，建议症状消退后再接种。如果上次接种流感疫苗后 6 周内出现吉兰 – 巴雷综合征，虽然不是禁忌证，但下次接种时要多加注意。

● 相互作用有哪些？

如果正在使用或近期使用过任何其他疫苗或药物，请在接种前告知医生。服用抗流感病毒药物不影响接种流感疫苗。

● 妊娠期能接种流感疫苗吗？

国外对孕妇在孕期任何阶段接种流感疫苗的安全性证据充分，可在妊娠任何阶段接种，既可保护孕妇，也可保护 6 月龄内婴儿，降低他们患流感的风险。但由于目前国内对于孕妇接种流感疫苗研究不足，我国上市的部分流感疫苗产品说明书仍将孕妇列为禁忌证，孕妇接种流感疫苗前应咨询医师。

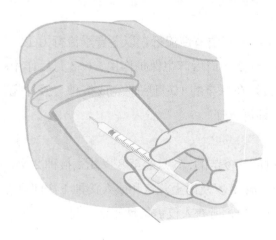

骨关节炎的预防与药物治疗

到了一定年龄后，很多人会出现关节疼痛，尤其是下肢的膝关节、髋关节较为常见，有的到夜间感觉膝关节发沉还有点疼。这是怎么回事呢？有可能是骨关节炎引起的。

骨关节炎（osteoarthritis，OA）是一种严重影响患者生活质量的关节退行性疾病，不但可以导致关节疼痛、畸形与功能障碍，还会显著升高心血管事件、下肢深静脉血栓栓塞、髋部骨折及全因死亡的风险。

● 骨关节炎都有哪些症状?

⇨ 关节疼痛。骨关节炎最主要的症状，属慢性疼痛，发生率为 36.8%~60.7%。疼痛在各个关节中均可出现，其中以膝、髋和指间关节最为常见。关节疼痛初期为轻中度间断性隐痛，特点是活动时加重，休息后可好转。重度骨关节炎可以出现持续性疼痛或夜间痛，影响活动甚至睡眠。

⇨ 关节活动受限。常见于膝、髋关节，晨起时关节僵硬及发紧感（俗称晨僵），活动后可缓解，但晨僵持续时间极少超过 30 分钟。

▷ 关节畸形。由软骨破坏、骨性增生、骨赘形成、滑膜炎所致，以指间关节骨关节炎最常见。

▷ 骨摩擦音（感）。常见于膝关节骨关节炎，因关节软骨破坏，关节面不平整所致。

▷ 肌肉萎缩。常见于膝关节骨关节炎，因关节疼痛和活动减少及退化所致。

● 如何预防或缓解骨关节炎疼痛？

▷ 改变不良生活习惯和工作方式，劳逸结合。做好关节防护，不做剧烈运动，避免长途疲劳奔走、爬山以及各种不良体位姿势（长久站立、跪位和蹲位等）。

▷ 控制体重。对于肥胖的骨关节炎患者而言，体重管理是髋、膝关节骨关节炎的核心治疗方案。减轻体重不但可以减轻关节疼痛，而且可改善关节功能。

▷ 注意保暖。关节疼痛还与天气变化有关，寒冷、潮湿的环境下，疼痛会加重。因此，注意保暖，避免受凉受潮，能有效地减少骨关节炎的发生率。

▷ 适当运动。运动治疗可以有效缓解骨关节炎疼痛、改善关节功能，包括有氧运动、肌力训练以及关节活动训练，如瑜伽、太极，注意避免剧烈运动。

● 关节疼痛时可以选用的药物有哪些？

▷ 外用非甾体抗炎药可作为膝关节骨关节炎疼痛的首选治疗药物，如双氯芬酸二乙胺乳胶剂、洛索洛芬钠贴剂、布洛芬凝胶，尤其适用于合并胃肠疾病、心血管疾病或身体虚弱的患者。

▷ 骨关节炎疼痛症状持续存在或中重度疼痛患者可以口服非甾体抗炎药，包括非选择性非甾体抗炎药如双氯芬酸（150 mg/d），和选择性COX2抑制剂如塞来昔布（200 mg/d），但要警惕胃肠道和心血管不良事件。

▷ 因持续性疼痛或多关节疼痛而长期服药的骨关节炎患者，尤其是伴有心血管或胃肠道疾病的患者，需要监测治疗的有效性、安全性。

在用药时若有疑问，建议及时询问医生、药师，切不可随意自行解决，应在医生和药师的指导下用药。

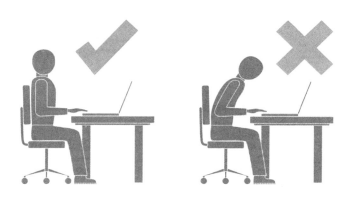

腰椎间盘突出了怎么办？

我们经常会听到"我腰痛了，肯定是'突出'了"。

实际上，临床上有时会遇到患者进行腰椎磁共振检查后有明显的腰椎间盘突出表现，但并无严重的腰腿痛等症状，这时不能诊断为腰椎间盘突出症。这是因为腰椎间盘突出指腰椎间盘部分组织局部性移位超过椎间盘的正常边缘，突出的组织可以是软骨终板、纤维环、髓核，或是它们的任意组合，但并不一定引起临床症状，因此腰椎间盘突出是对腰椎间盘状态的描述；而腰椎间盘突出症重在一个"症"字，指突出的腰椎间盘组织导致对应的神经支配区域出现无力、麻木、疼痛及功能障碍等临床表现，即椎间盘状态的改变引起了上述症状，可简单理解为"腰椎间盘突出 + 临床症状 = 腰椎间盘突出症"。

● 腰椎间盘突出症有哪些症状？腰痛是腰椎间盘突出吗？

腰椎间盘突出症为临床诊断名词，是指在椎间盘退变、损伤的病理学基础上发生椎间盘局限性突出，压迫和（或）刺激神经根、马尾神经而出现腰痛、神经根痛、下肢麻木无力、下肢放射痛、大小便功能障碍等症状。因此，有的患者会出现腿痛，没有腰痛，有的患者兼而有之，只有少数患者可能只表现为腰痛。所以腰痛≠腰椎间盘突出。

● 年轻人会得腰椎间盘突出症吗？

随着年龄的增长，椎间盘逐渐发生退变，细胞外基质合成及降解失平衡，最终导致椎间盘结构、功能及力学载荷能力改变。所以腰椎间盘突出被认为是椎间盘"老化"的表现，很多人会觉得，这毛病应该是年纪大了才会有呀！

其实不然，由于长期承受脊柱的负荷，从18岁左右开始，腰椎间盘就会持续退变。导致"突出"的因素很多，包括发育异常、遗传、外伤、退变、炎症等，其中最重要的是力学因素，如负重、腰部外伤、长期不正确的姿势等。

腰椎间盘突出症的发病还可能与职业有关，长期久坐的人，如驾驶员等更易患病。所以腰椎间盘突出并不是老年人专有的，年轻人如果长期存在危险因素，可能也会受腰椎间盘突出症的困扰。

● 要是"突了"怎么办？

腰椎间盘突出症有良性的自然病程，大部分腰椎间盘突出症的患者经保守治疗后症状能得到改善。因此，非手术治疗应作为不伴有显著神经损害的腰椎间盘突出症患者的首选治疗方法，比如可以采取卧床休息、适宜的运动疗法、腰椎牵引等。突出的椎间盘随时间推移通常会出现不同程度的萎缩，临床功能得到改善。

对于经系统保守治疗无效；或保守治疗过程中症状加重或反复发作；疼痛剧烈，或患者处于强迫体位，影响工作或生活；或是出现单根神经麻痹或马尾神经麻痹的患者，需要经专业医生评估是否需要采取手术治疗。

我们对腰椎间盘突出症有了总体的了解，就可以有的放矢地预防。比如在生活方面，保持正确的坐姿，尽量避免久坐，避免腰部长时间负重等。除此以外，还可以加强腰背锻炼，增加肌肉强度，提高腰椎的稳定性，及早预防腰椎间盘受损。

预防骨质疏松，不可不知的几个误区

人们都知道"三高"，但很多人不知道，除了"三高"，骨质疏松也是一种常见的慢性病，是隐藏的"健康杀手"，不易被觉察，危害却极大。我们都知道应该尽早做好疾病预防工作，但是如果预防的方法不正确，效果是微乎其微的，甚至还可能延误病情。赶紧来看看预防骨质疏松都有哪些误区。

✗ 误区一：喝骨头汤能预防骨质疏松

骨头汤中的钙含量很低，且钙离子不会溶解在水里，难以吸收，而脂肪含量却很高。因此，喝骨头汤是无法预防骨质疏松症的。

✗ 误区二：人老了，就会得骨质疏松症

骨质疏松症是可防可治的，在中青年时期，尽量提高骨量峰值，养成健康生活方式，可以延缓或避免骨质疏松症的发生。50岁以后，每年检查一次骨密度，及时监测自身骨量，避免意外情况的发生。

✗ 误区三：骨质疏松就是缺钙，只要补钙就不会骨质疏松了

其实，骨质疏松不仅仅是缺钙造成的，骨质疏松的原因或诱因很多。

➭ 不健康生活方式：体力活动少、阳光照射不足、吸烟、过量饮酒、钙或维生素 D 缺乏、过量饮用含咖啡因的饮料、营养失衡、蛋白质摄入过多或不足、高钠饮食等。

➭ 影响骨代谢的疾病：性腺功能减退症、糖尿病、甲状腺功能亢进症等多种内分泌系统疾病、风湿免疫性疾病、胃肠道疾病、血液系统疾病、神经肌肉疾病、慢性肝肾及心肺疾病等。

➭ 影响骨代谢的药物：糖皮质激素、质子泵抑制剂、抗癫痫药物、芳香化酶抑制剂、促性腺激素释放激素类似物、抗病毒药物、噻唑烷二酮类药物和过量甲状腺激素等。

其中，缺钙只是诸多原因之一，因此单纯补钙也不足以预防骨质疏松。

✗ 误区四：维生素 D 就是钙片

维生素 D 和钙是两种不同的物质。不过，维生素 D 与钙之间具有密切的关系，维生素 D 可参与钙和磷的代谢，促进小肠对钙的吸收。而维生素 D 本身并无活性，需经过肝脏转化成"活性"维生素 D 后才能发挥生物活性。

随着我国人口老龄化加剧，骨质疏松症患病率快速攀升，已成为重要的公共健康问题。30 岁以后，随着年龄的增加我们的骨质就会慢慢流失，因此，我们应避开误区，尽早预防。就算确诊骨质疏松也不要害怕，只要对疾病有足够的认识和重视，在医生指导下进行规范化的药物治疗，配合符合自身情况的生活方式调整，也能很好地控制疾病的进展。

孩子缺铁，药师支招

铁是人体内含量最丰富的微量元素。在人体的多种代谢过程中发挥重要作用。儿童缺铁可导致铁缺乏症或缺铁性贫血，会影响儿童生长发育，不利于大脑认知功能发展，使运动能力降低、免疫功能下降并影响其他营养元素代谢等。

● 孩子缺铁的原因有哪些？

儿童缺铁的原因主要包括铁的摄入量不足、吸收障碍、利用障碍及丢失增加等。比如胃肠道疾病；婴幼儿挑食、偏食、拒食或膳食不均衡；青春期的女童月经导致铁的额外丢失；节食或进食纤维量过大亦不利于机体对铁的吸收。

● 缺铁的表现是什么？

儿童铁缺乏症、缺铁性贫血的临床表现如下：大多数婴儿铁缺乏症无明显临床症状，多通过6~12月龄的常规筛查发现。缺铁性贫血早期多无特异性症状；但是随着病情的加重，患儿可能开始出现面色苍白，手掌、甲床或结膜苍白；当病情进一步加重时，患儿可出现烦躁、厌食和嗜睡，胸骨左缘可闻及收缩期杂音。建议在医生的指导下进行专业的检测以确定患儿的病情。

● 会吃才能补铁

下面我们了解一下哪些食物中含有较多的铁。饮食中的铁分为血红素铁和非血红素铁两种形式。植物性食物（如蔬菜和谷物）仅含有非血红素铁，而肉类同时含有血红素铁和非血红素铁。血红素铁比非血红素铁具有更高的生物利用度。富含维生素 C 的食物（如柑橘、菠萝、西蓝花、番茄等）有助于非血红素铁的吸收。富含血红素铁的食物与富含非血红素铁的食物（如肉和菠菜）、富含铁的食物与富含维生素 C 的食物相结合，均可提高儿童获得的铁量。

对于儿童的饮食，我们有以下建议。6 月龄前纯母乳喂养；混合喂养和人工喂养儿选择铁强化婴儿配方奶喂养。6 月龄后及时添加辅食，首先添加肉泥、肝泥、强化铁的婴儿谷粉等富含铁的泥糊状食物，逐渐加入多种动物类食物及富含维生素 C 的食物。1 岁内不选择蛋白粉、豆奶粉。培养儿童养成良好的饮食习惯，纠正偏食、挑食等。1~5 岁儿童每天饮用的牛奶量应不超过 600 mL，并进食至少 2~3 种富含铁的食物。

● 补充铁剂要注意

婴幼儿（特别是 12~36 月龄）的生长发育较快，食物中所含的铁量常常不能满足其需求。建议在医生的指导下进行相关检查以及铁剂的补充。

如果您的孩子正在服用铁剂，为预防牙齿变黑，服药后请漱口；服药后粪便可能变稀、变黑，这是正常现象；服药初期食欲可能受影响，一般 2 周后好转；建议在两餐之间服药以增加吸收率，亚铁制剂在餐后服用可减轻其导致的胃肠道不良反应，但铁元素的吸收率也会降低；每日单次服药可能有助于提高治疗依从性；6 月龄以上婴儿建议铁剂与果汁一起服用。

目前儿童铁剂一般口味伴有麻辣感、刺激性或难闻气味，儿童比较抗拒服药。如果需要服用铁剂，还需要您的监督和引导。

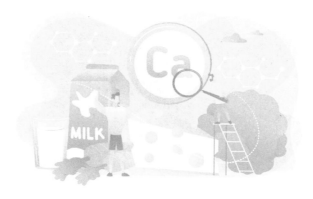

骨头汤、虾皮补钙，到底好不好使？

俗话说，药补不如食补。补钙也是如此，但是食补要补对才行，我们平时常见的骨头汤、虾皮，它们的补钙效果到底如何呢？

骨头汤长时间熬煮，骨汤浓白，很多人觉得喝骨头汤能补钙，这是真的吗？骨头汤白色越浓，表示脂肪越多，骨头汤钙含量其实约为牛奶的百分之一，跟白开水差不多。所以，经常喝骨头汤，只能贴膘，不能补钙。

虾皮含钙量确实很高，很多人也觉得虾皮是非常好的补钙食品。不过仅仅靠虾皮来补钙，也不现实。因为虾皮有腥味、很咸、很轻、很干，我们平时炒菜、熬汤也就是放一点点，放多了咸味太大，所以摄入量其实并不多。此外，虾壳不好溶解，而且虾皮只有钙，没有维生素 D，虾皮的吸收率也不理想。

大家现在应该清楚了，骨头汤并不能有效补钙，虾皮虽然含钙高，但是补钙的实际作用也不是很好。我们平时应该注意多食奶类、大豆、绿叶菜，补充维生素 D，多晒晒太阳，适量地运动，才能更好地补钙。

维生素 D 的重要性

维生素 D 是人体必需的一种脂溶性维生素，除具有调节钙磷代谢、维持骨健康的功能外，还参与组织细胞的分化、增殖和免疫调节。维生素 D 缺乏对儿童、孕产妇和中老年人群的影响尤为突出。维生素 D 缺乏是全球性问题，其主要原因是阳光直接暴露不足、膳食中缺乏维生素 D。维生素 D 缺乏会导致佝偻病、骨质软化症、手足抽搐、骨质疏松症，并与癌症、心血管疾病、糖尿病、慢性肾脏病、自身免疫病等疾病有密切关系。

● 每天要补充多少维生素 D？

对于维生素 D 水平正常或不足人群，应积极预防维生素 D 缺乏；维生素 D 缺乏者，可通过增加户外活动、日光照射时间、改善膳食维生素 D 摄入、补充维生素 D 制剂和钙剂等方法维持机体维生素 D 的正常水平。表 22 列出了不同年龄段人群维生素 D 的每日推荐摄入量。

表22　不同年龄段人群维生素D的每日推荐摄入量

年龄	推荐摄入量［μg（U）］
0~12 个月	10（400）
1~13 岁	15（600）
14~18 岁	15（600）
19~50 岁	15（600）
51~70 岁	15（600）
>70 岁	20（800）

注：维生素D单位换算关系为 1 μg=40 U

● 维生素D摄入越多越好吗？

维生素D不是补充越多越好，人体摄入过量的维生素D，可能出现烦渴、多饮、多尿、肾结石或钙盐沉着等高钙血症的表现，伴有高钙尿和低甲状旁腺素血症，称为维生素D中毒。表23列出了不同年龄段人群维生素D的每日可耐受最高摄入量。

表23　不同年龄段人群维生素D的每日可耐受最高摄入量

年龄	最高摄入量［μg（U）］
0~6 个月	25（1 000）
7~12 个月	38（1 500）
1~3 岁	63（2 500）
4~8 岁	75（3 000）
9~18 岁	100（4 000）
>18 岁	100（4 000）

● 哪些食物富含维生素D？

在我们日常生活中有很多含有维生素D的食物，下表简单介绍了富含维生素 D 的食物及其含量。

表 24　富含维生素 D 的常见食物及其含量

食物	含量 ［μg（U）/100 g 可食部］	食物	含量 ［μg（U）/100 g 可食部］
鱼干 （虹鳟、大马哈鱼）	15.6（623）	黄油	1.4（56）
奶酪	7.4（296）	香肠	1.2（48）
蛋黄（生鲜）	5.4（217）	牛内脏	1.2（48）
沙丁鱼（罐头）	4.8（193）	猪肉（熟）	1.1（44）
香菇（干）	3.9（154）	海鲈鱼干	0.8（32）
猪油	2.3（92）	干酪	0.7（28）
全蛋（煮、煎）	2.2（88）	奶油（液态）	0.7（28）
全蛋（生鲜）	2.0（80）	牛肉干	0.5（20）

● 如何预防维生素 D 缺乏？

⇨ 保证日光照射。人体所需维生素 D 约 90% 由皮肤合成，每天接受日光照射（包括漫射）约 30 分钟即可满足人体维生素 D 的需求。

⇨ 摄入富含维生素 D 的食物。非强化食品中天然维生素 D 主要来源于动物性食品，如高脂海鱼、动物肝脏、蛋黄等，强化食品如配方奶粉、维生素 A/D 强化牛奶等。

⇨ 补充维生素 D 制剂。针对一些特殊人群，如婴儿、孕妇、哺乳期女性及老年人，应据情况予以维生素 D 制剂补充约 400~800 U/d。

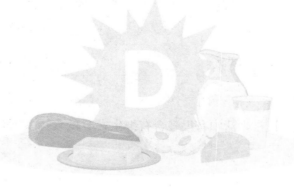

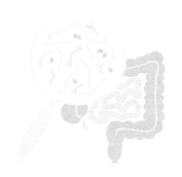

喝酸奶补益生菌？你喝的可能是它们的"尸体"

提到益生菌，大家都不陌生，一定听说过很多它的好处，如调理肠道、改善皮肤、减肥瘦身、增强免疫力等等，是不是真有那么神奇呢？生活中很多时候，我们喝的益生菌，都是失去活性的益生菌，也就是死掉的益生菌，这是怎么回事呢？

益生菌到底是什么？

健康人的肠道里包含3种菌：有益菌、有害菌、条件致病菌。

其中，有益菌也就是益生菌，是寄生于人体肠道的正常菌群，对维持菌群平衡、防止因菌群失调引起腹泻等肠道疾病有好的作用，至于其他功能，就缺乏充足的证据支持了。而且益生菌的作用存在个体差异，也就是说，你吃了效果挺好，我吃了可能就不大管用。

什么情况需要补充益生菌？

很多家长会给孩子补充益生菌，这里需要解释一下，正常发育的儿童，一般不用额外补充益生菌。如果孩子出现便秘、腹泻等情况，可以在医师的指导下使用含有益生菌的产品。

根据卫健委发布的《可用于婴幼儿食品的菌种名单》，可用于婴幼儿食品的菌种主要有嗜酸乳杆菌、乳双歧杆菌、鼠李糖乳杆菌、发酵乳杆菌、短双歧杆菌，家长在选择的时候要认清楚。对于成人而言，如果我们的肠道菌群破坏，达不到平衡状态，身体出现不适，短时间内不能自愈，也可以在医生指导下通过补充益生菌来改善。

适量补充益生菌对人体是有益的，但不要盲目滥用。长期使用人工合成的益生菌产品，会使肠道逐步丧失自身繁殖有益菌的能力，这样就得不偿失了。

服用益生菌该注意什么？

含有益生菌的药品有很多种，常见的有：布拉氏酵母菌，用来预防和治疗多种原因引起的腹泻；枯草杆菌二联活菌，主要成分为枯草杆菌、屎肠球菌，能治疗肠道菌群失调引起的腹泻、便秘、消化不良、食欲缺乏等。

还有含三种或四种益生菌的药品。不同的药品，作用是不同的。大家在选择相关药品时，需要咨询医师或者药师，看哪种适合自己，不要盲目服用。

益生菌要"过五关斩六将"才能"安全"进入我们的肠道，而且要达到一定的数量才有效。服用时应注意：

▷ 打开包装后要尽快服用，因为暴露在空气中，它会慢慢被破坏。

▷ 最好饭后半小时服用。不建议空腹服用，因为胃酸也会把它破坏。

▷ 服用时选择接近体温即 37 ℃左右的水，水温超过 40 ℃，容易使其受热失效。

▷ 不能和抗生素同时服用，因为抗生素会杀灭益生菌，服用间隔至少 2 小时。

喝酸奶可以补充益生菌吗？

很多人平时爱喝乳酸菌饮料或添加益生菌的酸奶，感觉加了菌就是赚了。需要注意的是，乳酸菌饮料或添加益生菌的酸奶，分为活菌型和非活菌型，只有"活的"才有效！

活菌型乳制品需要 2~8 ℃保存，建议大家在超市选购时最后将其加入购物车，或者使用保鲜盒，回到家尽快放进冰箱，耽搁的时间长了，里面的益生菌就会死掉，最后能有多少益生菌活着到达肠道就不好说了。但由于酸奶含糖量比较高，经常饮用可能会发胖、影响血糖。

换季肠胃最先不舒服，该怎么办？

换季时节，昼夜温差大，冷暖不定，如果不注意防护，我们的肠胃就很容易"感冒"。肠胃疾病，三分靠治，七分靠养，我们该如何养好自己的肠胃呢？

● 保暖很重要

俗话说"春捂秋冻"。衣物不能减得太快，晚上睡觉盖好被子，喝水要喝温水，不要喝凉开水。胃病患者更要注意保暖。

● 饮食要注意

吃饭要规律，别吃太饱，平时可以多吃一些偏温性的食物。患有胃病的病友应少食多餐，烧烤、冰镇饮料以及过烫或过辣的食物尽量不吃，应尽早戒烟限酒。

● 运动须适量

运动能增强抵抗力，促进身心健康。平时可根据自己的身体情况适当锻炼，每周活动四五天，每次活动半小时左右，以微微出汗为宜。

● 远离过敏原

春季空气中的花粉、柳絮等可能引起过敏。小麦、牛奶、海鲜等食物也可能造成过敏，诱发胃肠炎的发作。如果之前有对某种食物过敏的情况，一定要记得远离它。

● 保持平常心

紧张、焦虑、烦躁等坏情绪会影响肠胃。大家平时要保持好的心情，不大喜大悲，避免情绪激动。心情不好时多和亲人、朋友倾诉，通过听音乐、适当运动来调节。

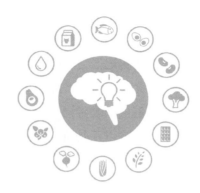

记性衰退？这几种食物"最补脑"

"核桃补脑""吃鱼让人变聪明"是真的吗？今天，我们就来聊聊吃吃喝喝与脑健康的那些事。

这些食物大脑喜欢

研究显示，富含 ω-3 脂肪酸、抗氧化剂和植物营养素的各类食物，均可提高记忆力，改善注意力、情绪，具有一定的维持大脑功能的作用。那么，以此为依据，下面就来介绍一些日常生活中比较常见的健脑益智食品。

鱼类：三文鱼、沙丁鱼、鲑鱼等深海鱼类富含 ω-3 脂肪酸，可以提供丰富的抗氧化剂和维生素 E 等，有助于延缓大脑的衰老。鱼头含有丰富的卵磷脂，是合成神经递质的重要成分，可增强人的记忆、思维和分析能力，具有益智作用。

豆类：如豆浆、豆腐、腐竹、新鲜豆类、干豆类等，不仅富含卵磷脂，还含有丰富的蛋白质和必需氨基酸、脂肪、碳水化合物、维生素 A、维生素 B 等。必需氨基酸是大脑赖以活动的物质基础，可帮助保持脑健康。

蔬菜：绿叶蔬菜可提供大量的维生素 E 和叶酸。维生素

E可以延缓大脑衰老，叶酸可以改善记忆力，还能降低同型半胱氨酸。西红柿、南瓜、胡萝卜含有丰富的抗氧化剂，可以帮助保持大脑活力。菜花、西蓝花有改善认知功能和记忆力的作用，这是因为大脑中有一种重要的神经递质叫乙酰胆碱，负责脑细胞的兴奋度，而菜花、西蓝花含有较多此类物质。

鸡蛋：鸡蛋可以改善记忆力和强化大脑。上面提到乙酰胆碱负责让脑细胞兴奋起来，而鸡蛋正是可以提供乙酰胆碱的食物。此外，动物肝脏也可提供乙酰胆碱。

坚果：核桃富含不饱和脂肪酸，花生富含维生素 B_5，葵花子含丰富的铁、锌、钾、镁等微量元素及维生素 E。以上干果，适量食用，均可起到营养大脑、增强记忆、缓解脑疲劳的作用。

牛奶：牛奶含有优质蛋白质、维生素 B_2、维生素 B_{12}、维生素 D、钾、钙、磷等多种营养素，是大脑营养的重要来源。

水：水是维持大脑功能必不可少的物质，大脑中约 80% 是水。研究表明，人体缺水第一个受影响的就是大脑，摄入充足的水分能提高大脑的反应速度。

吃这些伤"脑筋"

食物形形色色，但不一定都对大脑健康有好处，有些食物甚至是造成多种神经系统疾病的罪魁祸首。日常饮食不注意、不讲究，就有可能伤害大脑，造成不良后果。

高糖饮食：糖是大脑能量的直接来源，但长期高糖饮食却对大脑非常不利。研究发现，高糖饮食会降低大脑的学习能力、记忆力和大脑的整体功能。

高脂饮食：高脂饮食，尤其是摄入大量反式脂肪酸会导致认知能力、脑容量和记忆力下降，罹患老年痴呆症的风险明显提高。

高盐饮食：摄入过多钠离子会影响大脑神经元的信号传导，降低记忆和认知功能。

运动后水分补充有窍门

随着全民体育运动的广泛开展，热爱健身、跑步、游泳等运动的人越来越多。运动锻炼不但要追求锻炼效果，还要讲究体力恢复，保护身体机能。如何更合理、更科学地进行运动后水的补充，也有不少窍门。

● 先调整状态，再少量多次补水

运动量大的人容易大量出汗，如果不补充丢失的水分，容易引起脱水，导致人体生理机能和运动能力下降。但剧烈运动后不宜立即补充水分，尤其是冰水。运动后要先做调整活动，待心率慢下来，再补充水分。补水宜少量多次，并且视出汗量"量出为入"补水。

● 运动后补水，勿冷宜温

运动时或运动后忌饮用过冷的水。运动后，体温升高，如果饮用过冷的水，会强烈刺激胃肠道，引起胃肠平滑肌痉挛、血管突然收缩，造成胃肠功能紊乱，消化不良。所以运动后要喝温水，不要立即喝冰镇饮品。

● 运动后选购饮品，要看营养标签

对于大部分人来说，运动时间通常不会超过 1 小时，此时补充矿泉水即可满足需求。而对于有训练要求的人或是健身爱好者，训练量较大且运动时间较长，宜选择含有碳水化合物和电解质的运动饮品。在选购时可以查看营养成分表，上面会标注各种营养素和电解质的含量，通常以每 100 克或 100 毫升的含量来标注。其中糖的含量以 5%~6%（糖的种类一般选择低聚糖，而不是葡萄糖）为宜，矿物质（盐）的含量以 1%~1.5% 为宜。碳酸饮料、含糖果汁等都不适宜作为运动后饮品，因为这些饮品多数不含盐和维生素，只有糖和能量。

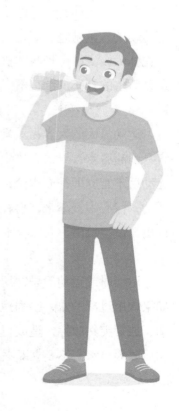

预防癌症，从细节做起

　　癌症严重威胁着我国人民的生命健康，已被贴上低治愈率、高死亡率、低生活质量、高医疗费用的标签。其实癌症的发生是一个长期、慢性的过程。从正常细胞演变为癌细胞，再形成危及人体健康的肿瘤，通常需要 10 至 20 年，甚至更长的时间。

　　世界卫生组织提出：三分之一的癌症完全可以预防；三分之一的癌症可以通过早期发现得到根治；三分之一的癌症可以运用现有的医疗措施延长生命、减轻痛苦、改善生活质量。因此，癌症是可防可治的慢性疾病。那么对于预防癌症需要注意的细节有哪些呢？

　　● 首先要改善不良的生活习惯

　　⇨ 戒烟、戒酒。多种癌症的发生与吸烟密切相关，如食管癌、肺癌，并且生活中应避免二手烟。饮酒可引起脂肪肝，进而形成酒精性肝硬化，进展为肝癌的风险增加 4.5 倍。因此戒烟、戒酒是养成良好生活习惯的关键一步，也是预防癌症发生的重要一环。

↪ 避免食用太烫的食物。有时人们说食物"趁热吃"才好吃，其实是不对的。对于烫嘴的食物，下咽后经过食管到达胃部，整个过程其实也是烫的。食用或饮用 65 ℃以上的食物、水会增加患食管癌的风险。建议食用温热的食物（60 ℃以下），即不烫嘴的食物。

↪ 营养均衡。可能有的人"无肉不欢"，喜欢吃肉，不喜欢水果、蔬菜。这种饮食习惯是不对的。新鲜的蔬菜、水果是补充人体维生素、矿物质、膳食纤维的重要来源，适量摄入新鲜蔬菜水果有助于控制体重，预防 2 型糖尿病、高血压、冠心病等心血管疾病，还有助于防癌，因此要保证每天摄入 300~500 克蔬菜，深色蔬菜应占 1/2。肉、蛋、奶和大豆制品等不但可以提供优质蛋白质，还可提供维生素和矿物质等，是人体补充营养的重要保障。建议肉菜比例控制在 1：5~1：4 之间，且每天吃 50~100 克杂粮。

↪ 食物新鲜。霉变的食物如花生、大米、坚果、食用油等可能含有致癌物黄曲霉毒素，可致肝癌。"鲜"是保证饮食品质的基本条件，食用新鲜食物既能提供人体所需的营养物质，又能避免食物因长期储存而产生其他有害物质。

↪ 减少食用腌菜、火腿、油炸食物。腌菜、泡菜等腌制食物中含有亚硝酸盐，在体内可转化为有致癌性的亚硝胺，经常吃这类食物会增加致癌的风险。火腿、腊肉等加工肉类在制作过程中不仅会加入多种添加剂，还会使肉类变得不新鲜，食用过多这类食物也会增加患癌的风险。食物在油炸的过程中，经过高温加热，食物或者油会产生有致癌性的丙烯酰胺类或多环芳烃类物质。为了健康，"管住嘴"，偶尔尝尝可以，但一定要避免经常吃这些食物。

↪ 加强身体锻炼。身心健康、体魄强壮是预防癌症的基石。锻炼能增强身体各器官系统的功能，增强心肺功能，改善血液循环系统、呼吸系统、消化系统的机能状况，有利于提高机体抗病能力和适应能力。另外，合理的身体锻炼有助于消除紧张情绪和工作、学习带来的压力，恢复体力和精力，且有助于睡眠。但是要注意锻炼的时长及锻炼的强度。

● 其次要接种疫苗和预防感染

全球近 1/5 的癌症是由病毒、细菌等持续感染引起的。人乳头瘤病毒（human papilloma virus，HPV）可引起宫颈癌，乙型肝炎病毒（hepatitis

B virus，HBV）、丙型肝炎病毒（hepatitis C virus，HCV）可引起肝癌，幽门螺杆菌（helicobacter pylori，Hp）是导致胃癌的重要因素。而积极接种 HPV 疫苗、乙肝疫苗，及时根除幽门螺杆菌等，是预防相关感染的有效方法之一。

◑ 最后还要重视体检

体检是早期发现癌症的最重要的途径，也是代价最小、最值得提倡的方法，相当于"未雨绸缪"。防癌检查是通过查肿瘤标志物或者器官组织的 CT、B 超等及时发现身体健康隐患或已存在的问题，通过及时干预（改善生活方式或积极治疗），将隐患扼杀在摇篮中，相当于"亡羊补牢"。通过早筛早诊，在身体没有症状时若发现肿瘤的存在，通过治疗（手术治疗、药物治疗等），多数肿瘤可治愈或长期带瘤生存。尤其对于有肿瘤家族史的人而言，体检是不可忽视的。如有乳腺癌家族史的女性，体检时应注意乳腺 B 超检查；有胃癌家族史的人，应重视胃镜检查。体检需要坚持定期进行，不可一次体检后发现身体健康，便再不定期体检。